本书受国家重点研发计划科技冬奥重点专项（2021YFF0306500）资助

安睡·安心：睡眠自助手册

孙洪强　主编

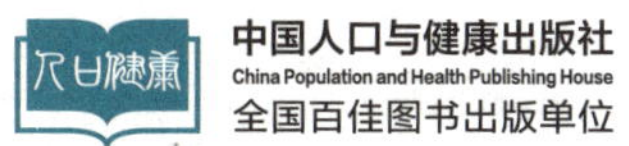

图书在版编目（CIP）数据

安睡·安心：睡眠自助手册 / 孙洪强主编．—北京：中国人口与健康出版社，2024.5

ISBN 978-7-5101-9964-6

Ⅰ.①安…　Ⅱ.①孙…　Ⅲ.①睡眠－基本知识　Ⅳ.①R338.63

中国国家版本馆CIP数据核字（2024）第105195号

安睡·安心：睡眠自助手册

ANSHUI · ANXIN : SHUIMIAN ZIZHU SHOUCE

孙洪强　主编

责任编辑　刘继娟
策划编辑　刘继娟
装帧设计　华兴嘉誉
责任印制　林　鑫　任伟英
出版发行　中国人口与健康出版社
印　　刷　北京柏力行彩印有限公司
开　　本　880毫米 × 1230毫米　1/32
印　　张　5.625
字　　数　95千字
版　　次　2024年5月第1版
印　　次　2024年5月第1次印刷
书　　号　ISBN 978-7-5101-9964-6
定　　价　25.00元

电子信箱　rkcbs@126.com
总编室电话　（010）83519392
发行部电话　（010）83510481
传　　真　（010）83538190
地　　址　北京市西城区广安门南街80号中加大厦
邮政编码　100054

编委会

主　　编：孙洪强

副 主 编：胡思帆　倪照军

编　　者（按姓氏首字母排序）：

陈　云　郭誉鹏　胡令明　胡思帆

孔志斐　李朝伟　李祥雪　娄思佳

卢盼盼　倪照军　孙洪强　孙琦清

王　丽　吴　菲　于雯雯　张安琪

张云龙　周　洋　周盈盈　朱立悦

学术秘书：王　丽

序

良好睡眠，健康之源。睡眠是心理健康重要的因素，心理健康是每个人幸福生活的基础。现代社会生活节奏加快，睡眠和心理问题的发生率逐年升高。掌握一定睡眠心理健康相关知识，对全社会提高精神心理健康意识具有重要意义。

这本《安睡·安心：睡眠心理自助手册》，分为睡眠篇和心理篇两个部分，包含疾病科普、科学睡眠与健康心理等内容，从科学专业的视角，用通俗易懂的语言，解答大众关心的睡眠和心理问题。

本书编写团队长期从事睡眠和心理疾病的临床诊疗及科研工作，致力于睡眠心理卫生健康宣传与疾病普及，参编多部睡眠医学相关教材、指南、科普书籍等，在北京大学第六医院成立失眠心理治疗门诊，创办睡眠心理科普公众号，推进睡眠心理健康科普宣传。

本书可以作为普通大众、患者及家属的睡眠心理健康科普书，也可以是精神心理卫生相关从业者的参考工具书。翻阅本书，了解睡眠和心理健康知识，做自己睡眠心理健康的第一责任人。相信本书的出版必将为我国睡眠心理健康的普及和促进做出积极的贡献。

陆 林

2024 年 3 月

前言

睡眠质量的好坏与人们的健康密切相关。近年来，睡眠障碍的发病率逐年上升，其不仅影响个人的身心健康，也给社会带来了沉重的负担。

目前，市场上关于心理的科普书有很多，这些书往往更加关注人们的情绪问题，关注睡眠的书籍相对较少，且这些书中多以国外译著为主，很多内容较为学术化，内容较多，晦涩难懂，往往很难让大众有阅读的兴趣。因此，我们希望出版一套关于睡眠的“口袋书”，既能成为您茶余饭后了解睡眠健康知识的来源，也能成为您遇到睡眠困扰时的一个寻找帮助的方式。

我们整理了临床上及生活中大家关于睡眠方面最想了解的内容以及常见的误区，汇总后编写了这本“睡眠篇”，从大众关于睡眠的困扰出发，希望去解答大家切实关心的问题。全篇共分五章：“认识睡眠”“睡不好”“睡得少”“睡得多”“怎么睡”，帮助您能够更加简便、相对全面地了解各类人群常见的睡眠疾病和问题，辨别睡眠的防治误区，并提供一些科学有效又简单可操作的解决方法。

全书使用通俗易懂又简单明了的语言，通过还原对应的场景，分析对应的睡眠困扰，提供详细的解释、应对技巧和治疗方向。

我们虽然尽我们所知、所能编写，但难免有纰漏，敬请读者朋友不吝赐教，多提宝贵意见。

希望您通过翻阅本书，能够科学认识睡眠，关注睡眠卫生，帮助更多身边的人健康睡眠。

愿您夜夜安榻，天天好眠！

孙洪强

2024 年 3 月

目录 | Contents

认识睡眠

睡不好

睡得少

睡得多

怎么睡

认识睡眠

人为什么一定要睡觉呢

一个寂静的深夜，你坐在电脑前，抬头是屏幕上做不完的工作，低头是续了一杯又一杯的咖啡；

或者，你坐在书桌前，抬头是嘀嘀嗒嗒越来越接近清晨的时钟，低头是似乎永远复习不完的厚重的课本；

终于，你躺在床上了，却辗转反侧、夜不能寐，脑海中不断思考着一个终极问题：人，为什么一定要睡觉呢？

是啊，人为什么一定要睡觉呢？其实，不只是人类，地球上几乎所有高等动物（马、大猩猩等）以及一部分的低等动物（水螅）也需要睡眠，这是一种在生物进化过程中高度保守的生理现象。

中国有句俗语叫“春困秋乏夏打盹儿，睡不醒的冬三月”，由此可见睡眠时间在一年当中所占的比例之高。

而当把时间的尺度再拉长到人的一生，我们还会得出“人生三分之一的时间是用来睡觉的”这一结论。

那么，我们究竟为什么需要这么多的时间来睡眠呢？

保护大脑，增强记忆力

经过白天的活动，大脑神经细胞会持续放电，并且在代谢过程中会积累一些“垃圾”，而睡眠有助于让大脑神经细胞进入“休息”模式，清除白天积累的“垃圾”，给大脑补充能量，让大脑在第二天能够更“清醒”。

此外，研究表明，不仅夜间睡眠能增强记忆力，就算白天打个盹儿，哪怕只有6分钟的小睡，也足以提高记忆力。

缓解压力，改善情绪

睡眠过程中大脑里有关情绪调节的脑区功能会有不同程度的改变，有助于舒缓压力，调节情绪。所以，当你心情不好的时候，去盖上被子睡个好觉吧，第二天醒来又是美好的一天。

促进代谢，增强免疫力

睡觉和吃饭是我们赖以生存的本能行为，这两种行为之间存在相互作用。睡眠时间的缩短或睡眠质量的降低都有可能会增强食欲，引起肥胖，并增加糖尿病的患病风险。

高质量的睡眠不仅有助于新陈代谢的稳定，还能提高免疫力，使我们拥有更强健的体魄。

睡眠是生命中必不可少的过程。愿你能够重视睡眠，避免熬夜，好好睡觉，夜夜好眠。

（卢盼盼）

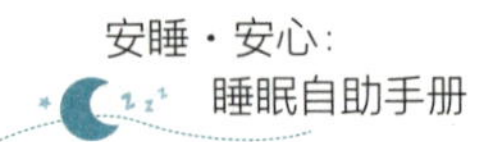

睡眠有分期吗

人的一生约有三分之一的时间是在睡眠中度过，对于一个睡眠正常的健康成年人，一夜安稳的睡眠并不是如外表看起来的一样一成不变。

如果给睡眠中的大脑连接上仪器，会发现大脑在不同阶段发出有规律的脑电波，从这些脑电波水平来看，睡眠其实是一个周而复始的周期性过程。

大体来说，睡眠可以划分为两大部分，即快速眼动睡眠（REM）和非快速眼动睡眠（NREM）。

顾名思义，在快速眼动睡眠阶段，眼球会发生快速转动。60 多年前，一位名叫阿瑟林斯基的科学家发现了这个神奇的睡眠阶段，并意识到这个阶段与梦境的紧密关系，进而一系列研究应运而生。人们逐渐发现，这一阶段除了眼球快速运动外，全身的肌肉几乎都陷入不能运动的“瘫痪”状态，而心率、血压、呼吸则进入一种不规则的状态，在脑电图上也表现为类似清醒的脑电波。快速眼动睡眠被认为与学习、记忆巩固、梦境等有关。

根据脑电波的不同，非快速眼动睡眠又可以分为 N1、N2、

N3 期。从 N1 期到 N3 期，睡眠是逐渐加深的。N1 期和 N2 期合称为浅睡眠期，N3 期称为深睡眠期。这一阶段的大致过程如下：人体从清醒期先进入 N1 期，进而进入 N2 期，表现为对周围环境的注意力逐渐丧失，全身的肌肉逐渐松弛，心率变慢、呼吸变浅、血压下降、没有明显的眼球运动，睡眠程度也逐渐加深，直到进入 N3 期睡眠，这个阶段也是我们常说的“深睡眠”状态。非快速眼动睡眠对于恢复体力、缓解疲劳尤为重要。

对于一个健康的成年人来说，在一整夜的睡眠过程中，首先从清醒状态进入非快速眼动睡眠，从 N1 期开始，持续 3 ～ 7 分钟后进入 N2 期，持续 10 ～ 25 分钟后进入 N3 期，此期持续几分钟到 1 小时不等，再回到 N2 期或 N1 期，然后转入第一次快速眼动睡眠，第一个睡眠周期结束。随后又从非快速眼动睡眠开始进入第二次快速眼动睡眠。一般来说，从非快速眼动睡眠到快速眼动睡眠每 90 ～ 100 分钟作为一个周期间歇交替出现，每夜 4 ～ 5 个周期。

睡眠的周期性可以帮助我们理解这样一个现象：如果清晨刚好在一个睡眠周期结束时醒来，则会神清气爽，而如果在睡眠周期中醒来，则会感到疲惫万分。

（卢盼盼）

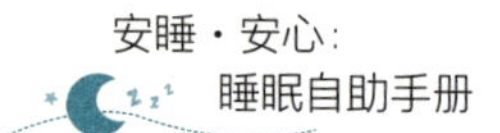

你睡着了，你的大脑在干什么

我们晚上睡觉休息时，我们的大脑也睡着了吗？其实大脑比我们想象的更加“勤奋”，即使是我们睡着时它还在努力工作，让我们来看看它在做什么吧！

清除废物

在白天学习或工作时，我们的大脑会不断地思考，神经元和神经胶质细胞在新陈代谢的过程中，会产生大量的代谢废物，如乳酸，以及与阿尔茨海默病相关的一些有毒物质，如 Aβ 蛋白和 tau 蛋白。如果任由这些物质堆积，会严重影响我们大脑的活力，甚至会增加患阿尔茨海默病的风险。

幸好我们有睡眠，在晚上睡觉的时候，这些有毒物质在大脑类淋巴系统的帮助下，通过脑脊液与富含代谢废物的脑间质液，将体液和代谢废物排出大脑，尤其是在非快速眼动期（慢波睡眠期），类淋巴系统会清除多达 60% 的大蛋白（如 Aβ 蛋白和 tau 蛋白）和有害溶质。这意味着，充足的睡眠有助于清除废物、给大脑排毒，减少疾病的发生发展。而在睡眠不足、昼夜节律紊乱（如轮班工作）、睡眠呼吸暂停等情况下会降低类淋巴系统的功能。

所以，长期睡眠不足与多种神经系统疾病有关，包括阿尔茨海默病、帕金森病、多发性硬化、中风、亨廷顿病、癫痫、神经胶质瘤、自闭症谱系障碍和神经性疼痛等。

在快速眼动睡眠阶段，血液流速大幅加快，有助于清除大脑内乳酸等废物，同时产生梦境。

巩固信息

除了清除废物，大脑在晚上还在勤奋地学习、工作。科学家发现，在晚上睡觉时，在非快速眼动睡眠期，大脑会把白天接收到的各种信息重新过一遍，其中重要的信息会被强化，进入记忆的范畴，不重要的信息则会被忘掉，以便腾出空间，迎接新的一天。如果用电脑来比喻的话，海马区相当于随机存取存储器，而大脑皮质相当于硬盘，前者只是暂时储存一下信息，电脑关了就没了。只有把信息储存到后者那里，才会永久保留下来。这个任务正是在非快速眼动睡眠期完成的。

科学家还发现，大脑在深度睡眠时会巩固一些正向内容，按照进化论的理论，凡是能够提高个体生存率的行为都会被保护下来，大脑依靠一套奖惩机制来实现这一目标。比如，觅食、避险或者繁殖等行为都是好的，都属于应该被奖赏的行为，所以动物在做这些事时会感到非常愉悦，而这种愉悦感可以帮助动物形成长期记忆，以便下次再遇到类似情况时能够继续这么做。

睡眠在我们大脑的恢复过程中起到了非常重要的作用，所以各位“夜猫子”们，为了更好地学习和工作，拒绝熬夜从我做起。

（李祥雪）

梦从哪里来

晚上睡觉时，很多人有过梦的体验，但是梦是从哪里来的呢？

生理学的解释是，人类梦的发源地是脑干。脑干对人类的作用非常重要，控制呼吸、心跳以及其他功能。在睡眠时脑干不断地发出各种电信号到大脑各个区域，在清醒时难以觉察的微小放电，在睡眠时被觉察到，连着各种回忆的片段形成了千奇百怪的梦境。

人的睡眠是一个有着固定秩序的规律性过程，而梦大多产生于快速眼动睡眠期。在快波睡眠阶段，眼球呈现快速运动，人脑潜意识进行活动，于是便有梦幻产生。此时如将人唤醒，他便会诉说梦中的情景。但并不是所有的梦都产生于快速眼动睡眠期，在其余睡眠时期也会做梦，但是数量少，内容也没有那么丰富。

虽说梦都是一些大脑的电活动，但是我们每个人的梦境却千奇百怪，那么梦境的内容与什么有关呢？首先与躯体内外的各种刺激有关，如饥、渴、饱、消化不良、气管炎、膀胱充盈、性兴奋、胸部被压迫等会影响梦的内容。饥饿的人会在梦中吃美食；而如果身体内某些部位疼痛、发热等，会出现重复的梦、噩梦等；衣服或被子压迫胸口时，容易梦见怪物压身的噩梦。除此之外，梦到什么内容也与心理健康状况、情绪状态、个性特点等心理因素有关。睡眠者的心理健康状况、情绪状态、个性特点将影响快速眼动的时间，从而影响梦的产生。如精神紧张、烦恼、抑郁的人容易多梦。

精神分析学派认为，梦的内容有着非常重要的意义，正所谓日有所思，夜有所梦，白天的生活经历，现在、过去的记忆都会成为梦产生的刺激来源。由于每个人的记忆、经历不同，因此，所做的梦也有差异。“梦在某种程度上可以是对过去、现在愿望的满足”，以弗洛伊德为代表，在分析梦的来源与材料上，他特别强调日常生活的痕迹与儿童早期的经验。他认为，梦总是以最近几天印象深刻的事情为内容，深信每个梦的刺激来源，均来自“他入睡前的经验”。同时，很久以前发生的现象也能对梦的内容产生影响。弗洛伊德认为“只要是那些早期的印象与做梦当天的某种刺激（最近印象）能有所连带关系的话，那么梦的内容可以包含一生各种时间所发生过的印象”。他特别关注儿童早期经历在梦中的重现，认为童年的体验一般并不消失，而是深藏在潜意识中，梦通过各种曲折的方式将它表现出来。于是通过对于梦的分析和解释，从而挖掘出潜意识的问题，以解释目前存在的心理困境。

（李祥雪）

梦有什么作用

俗话说："日有所思，夜有所梦。"在古人看来，梦其实是白天行为以及思维的一种反映，且这些联系是普遍存在的，能够通过经验性的记录来总结。在西方世界，人们也对于梦境存在着好奇的心理。古希腊心理学家格鲁佩认为梦境有可能是一种对于过去记忆的解释，也可能是对于未来的预测，比较中庸；弗洛伊德则认为梦是潜意识的体现，代表着被理智压抑的深层欲望。不过，后续也有科学研究发现，梦并没有那么神秘，它只不过是白天的一些零散想法的随机展示而已，和潜意识没有关系。既然如此，人为什么要做梦呢？与此对应的一个等价问题就是：哺乳动物睡眠的"做梦阶段"究竟有什么用处？

在精神分析学派看来，梦是窥见心理的一扇窗，有着非常重要的地位。除了弗洛伊德著名的"梦是愿望的达成"之外，荣格认为梦不但可以表达梦者过去的愿望，也具有目标功能，可以导向将来，潜意识借助梦对未来的成绩进行预期，是一种精神性的预测，并且借助梦进行问题的解决。同时梦是对意识的补偿，那些意识不能容纳的人格特征在梦里却出现了，因而借助梦可以实现意识与潜意识的相互补充，帮助梦者更好地实现自我的整合，即走向自性化。也是应用这种原理，通过对于梦境的分析，发现隐藏在潜意识中的想法从而让这些想法外显化，以达到心理治疗的作用。

现代生物科学也逐渐承认梦的重要作用。首先，梦有助于大脑维持正常的功能，脑神经活动会产生大量代谢废物，白天可能来不及运走，只能等到晚上睡觉时再清理。REM 阶段血液流速大幅加快，说明这一清理工作很可能就是在做梦时完成的。换句话说，我们的梦很可能只是大脑清洁工在工作时的一个副产品。同时梦有助于灵感和顿悟的产生，梦中、半梦半醒时的灵感往往比清醒时强，很多艺术家或者科学家曾表示自己在梦中获得灵感，比如，德国化学家凯库勒梦到蟒蛇咬住了它自己的尾巴形成了一个环，从而发现了苯环结构。美国女学者卡特赖特发现人类通过有梦的睡眠后，经常能从不利的角度看问题，通过这样的做梦后，能够更快地适应不良的现实环境。虽然处于困境中的人并不都能从梦中获得解决问题的方式，但是做梦之后往往可以调节情绪、改善心情。而且，做梦有助于稳定人们的精神状态，有人认为睡眠的作用在于做梦，并且认为有梦睡眠很重要，如果长期剥夺人的有梦睡眠，则可以引起人的精神失常。

（李祥雪）

什么是昼夜节律

古时日出而作，日落而息，如今白班夜班，倒班工作。不知道您是否发现，自己的生理变化总是围绕着一定的节律进行：体温早晨稍低，白天上升，黄昏时又再升高一些。这些现象都属于昼夜节律的表现。

昼夜节律是指生命活动以 24 小时左右为周期的变动。昼夜节律是一个高度保守的生物现象，顺应着日出日落，无处不在。从植物的光合作用，到动物的摄食活动，再到人类的睡眠和觉醒等行为都显示着昼夜节律。人体的生理功能、体温变化、学习记忆能力和情绪变化等也有明显的昼夜节律变化波动。

更具体的例子是，晚上 9 点左右人体内的褪黑素开始分泌，进入皮肤修复的最高峰，凌晨 2 点左右进入最深的睡眠，上午 7 点多褪黑素停止分泌。人类的新陈代谢活动在白天分解旺盛，晚间合成增强。交感神经和副交感神经的活动分别在白天和晚上占优势。血压和体温伴随着激素等分别在下午 6 点至 7 点最高。等到凌晨 4 点半体温降至最低。运动表现、认知和学习记忆方面，一般来说上午 10 点警觉性最高，下午 2 点左右身体协调性最好，下午 3 点左右进入最快反应时间，下午 5 点左右肌

肉力量 / 心血管效率最佳。这些变化在一天之中的波动范围是恒定的，表现出稳定的周期性，和我们用来计时的时钟相似，故又称生物钟。

整体而言，大多数人群均符合上述的日夜变化特点，这主要是下丘脑视交叉上核接受光照的调控，通过神经投射和内分泌递质等方式，将我们的身体跟生物钟协调起来。虽然我们都沐浴在同一片阳光下，有着近似 24 小时的昼夜节律，但每个人的内部时钟却不完全相同，通常可以分为夜晚型、清晨型和中间型。清晨型的人通常早睡早起，上午的精神状态和认知表现相对较好，傍晚时困意明显，常被称作“百灵鸟型”。夜晚型的人们更倾向于晚睡晚起，下午和晚上的工作效率较高，如果被迫早起的话会“毁掉一天”，常被称作“猫头鹰型”。大多数人是位于两者之间的“中间型”。如果您出现明显的节律延迟、提前或紊乱，就需要考虑“睡眠 – 清醒昼夜节律障碍”的可能，并及时就医寻求睡眠医生的帮助。

（陈　云）

睡眠和疾病相关吗

睡眠是一个至关重要的生理过程，长期以来一直被认为是人类健康的重要决定因素。虽然并非所有睡眠功能都被完全理解，但众所周知，它可以恢复能量、增强免疫力，并影响大脑功能和行为。即使是睡眠模式的短暂变化，如急性睡眠剥夺，也会损害判断力和认知能力，从而导致持续性的机体功能改变，这些过程与很多疾病发展有关。睡眠质量受损可以表现为加剧其他疾病的症状或表现为原有疾病的恶化。

睡眠受 3 个主要因素的调节：昼夜节律、睡眠 – 觉醒稳态和认知行为。关于行为决定因素，睡眠质量差与压力、焦虑、吸烟、含糖饮料摄入、工作压力、财务问题、工作时间规律性、体能锻炼、睡眠规律性和通勤时间有关。举例来说，一项纵向研究证实，体能锻炼的变化与睡眠呼吸障碍的严重程度相关。此外，饮食模式也显示出与睡眠质量的关联。饮食、机体活动和睡眠之间的联系是相互的。

睡眠不足会影响人体的大部分系统。睡眠的慢性变化与大量严重的医疗问题有关，从肥胖、糖尿病到神经精神疾病。例如，一项前瞻性研究的荟萃分析纳入 47 万人，探讨了睡眠时间与心脑血管疾病之间的关系，结果发现，相对于每晚睡 7 至 8 小时的人，睡眠时间少于 6 小时的人的冠心病发病率增加 48%，脑卒中发病率增加 15%，而睡眠时间超过 8 至 9 小时的人的冠心病发病率增加 38%，中风发病率增加 65%，心血管疾病发病率总体增加 45%。另外，慢性失眠与心脑血管疾病和全因死亡率有关。睡眠不足也与糖尿病和体重增加有关。睡眠缩短和睡眠质量差也被认为是认知功能减退、神经退行性疾病（如老年痴呆和帕金森病）、抑郁以及其他神经精神疾病的危险因素。还有越来越多的证据表明，睡眠不足与免疫功能下降和恶性肿瘤的发生发展有关。例如，一项开创性研究发现，睡眠剥夺与流感疫苗接种的免疫反应减弱存在关联。

睡眠对健康至关重要，它能恢复清醒时积累的疲劳，提升个体的幸福感。然而，睡眠障碍经常破坏这种幸福感，并可能导致广泛的全身和神经心理症状。由于睡眠状态侵入觉醒期而引起的觉醒中断可能表现为睡眠过度。类似地，觉醒成分侵入睡眠期可能表现为失眠。除了一些疾病表现，睡眠中断还会损害工作表现和社会心理的互动过程，从而对社会和公共健康问题产生影响。

良好的睡眠与日常生活的许多方面息息相关，睡眠质量的下降可能影响个体的身心健康和幸福感。

（郭誉鹏）

睡眠有季节变化吗

季节变化会影响我们的睡眠 - 觉醒周期，主要原因是光周期（光照时间长短）在夏季往往更长，而日光会影响我们的内部生物钟，从而改变睡眠窗口的时间。

研究数据支持日光持续时间对睡眠季节性变化的影响。这项研究比较了季节性变化较大的国家——挪威和季节性变化很小的国家——加纳（其位置靠近赤道）。在挪威发现了睡眠的季节性影响，体现在夏季睡觉和起床时间较早，而失眠、疲劳和情绪低落在冬季更为普遍；加纳则没有发现这些冬夏季节差异。

另一个与睡眠季节性变化相关且经过充分研究的现象是季节性情感障碍（SAD），这是一种每年同一时间发生的情感障碍，通常在晚秋或初冬开始，在几个月内消退，在这一年余下的时间里，患者通常处于良好的心理健康状态。

SAD 的症状类似于抑郁症，许多人会感到悲伤、绝望、对活动失去兴趣、疲劳和社交退缩。但 SAD 不仅仅是“冬季抑郁症”，它还会影响人们的日常生活和睡眠。研究表明，低日照是 SAD 的关键因素，光照不足会延迟或扰乱人们的生物钟或昼夜节律。较短的日照时间可能会导致激素分泌失调，让人感到沮丧。

SAD 如何影响睡眠

患有 SAD 的人白天经常感到过度困倦，晚上睡得比平时长。根据研究显示，患有 SAD 的人在冬季每晚的睡眠时间比夏季要长 2 小时或更多。他们可能难以从长时间的睡眠中醒来，或者感觉需要在一天中反复小睡；不过，小睡可能也无法缓解困倦感。

此外，噩梦在 SAD 患者中很常见。一项研究发现，16.2% 的 SAD 参与者经常做噩梦，而没有 SAD 的参与者中这一比例为 2.4%。

健康的睡眠对人的整体健康至关重要，它有助于平衡情绪。缺乏健康睡眠的人，更有可能与抑郁和焦虑的感觉做斗争。

如何对抗 SAD

虽然 SAD 通常会在季节变化的几个月内消退，但也有可用的治疗方法。最常见的治疗方法是光照疗法。在光照疗法期间，用明亮的人造光模仿冬季缺少的阳光照射。有证据表明光照疗法可以减轻抑郁症状。光照疗法的强度和时间非常重要，应在医生的指导下进行。

多注意自我保健也可能有所帮助。到户外活动、定期锻炼、吃补充能量的食物以及参加社交活动可能会减轻症状。

如果因季节性抑郁症而难以入睡，养成健康的睡眠习惯会对提高睡眠质量有所帮助。调整日常行为和习惯会改善睡眠质量，遵循睡眠卫生技巧可以改善入睡和睡眠维持。

如果光照疗法和自我护理不能解决问题，也可以选择认知行为疗法或使用抗抑郁药物。如果依旧感到睡眠不佳并伴有抑郁症状，请向专业的医生寻求帮助。

（孙琦清）

不同年龄段人群的睡眠需求是怎样的

你肯定注意到这样一种现象，刚出生的婴儿几乎一天能睡十几个小时，而上了年纪的大爷大妈则每天凌晨四五点就能起床去公园晨练、去菜市场买菜。

这样一个普遍的现象正是说明了睡眠需求会随着年龄的变化而变化，总体来看，人类的睡眠时长会随着年龄的增加而逐渐减少。

在婴儿期，没有“日出而作，日落而息”的规律睡眠行为。简单来说，人在婴儿期可以实现真正意义上的“吃完睡，睡醒吃”，一天当中大概有十几个小时在睡觉，这也是人们可以快速生长发育的关键所在。进入幼儿期及学龄前期后，睡眠时间有所下降，但仍占据了一天当中的大部分时间。

根据世界卫生组织在2020年发布的《关于5岁以下儿童身体活动、静坐行为和睡眠的指南》，1岁以下的婴儿睡眠时间应在14～17小时（0～3个月）或12～16小时（4～11个月），1～3岁的幼儿睡眠时间应在11～14小时，3～5岁的儿童睡眠时间应在10～13小时。

进入学龄期后，有了相对规律的学习生活，许多孩子会在家长的管理下形成“早睡早起”的习惯，由于这个阶段仍处在生长发育的时期，儿童的睡眠需求虽然较之婴幼儿期有所下降，但仍需 10 小时左右。

进入青春期后，由于课业的压力、接触电子产品增多、青春期心理的转变、激素水平的变化等，许多青少年开始形成了“熬夜”的习惯，成为“夜猫子”。这一阶段至少需要 9 小时的睡眠，但是目前全世界的青少年都存在睡眠不足的问题。

大家可以回想一下自己上小学、初中时是不是早自习时困得东倒西歪，一到课间就会趴在桌子上睡觉？睡眠不足会对青少年的认知功能、学习能力、人际关系、心血管系统、内分泌系统等带来不同程度的影响，因此，这一阶段的睡眠问题值得重视。

成年以后的睡眠趋于稳定，一个健康的成年人需要多少小时的睡眠，其实并没有一个严格意义上的定论，这是因为睡眠的个体差异性巨大，有的人可能一天睡四五个小时就能保持很好的精力，但有的人可能睡八九个小时还是觉得疲乏。从人群的整体水平来看，每天保持 7 ～ 8 小时的睡眠，就足够保证一天的活动。

进入老年期，睡眠需求进一步减少，每天保持 5.5 ～ 7 小时的有效睡眠就能够维持正常的体力活动。但需要注意的是，老年人的睡眠结构也在悄然变化，其中最重要的一点就是深睡眠的减少甚至缺失。许多老年人一到夜里就犯愁，一到白天就补觉，长时间下来夜里就更加睡不着了。因此，老年人需要减少卧床时间，以提升晚上的睡眠质量。

睡眠其实更看重的是本人的主观感受，也正是由于这个原因，一味地追求睡够几小时是没有太大意义的，如果盲目地追求时长，忽略了睡眠的质量，才是本末倒置了。请大家在保证高质量睡眠的情况下，根据不同年龄段推荐的时长，量身定制自己的睡眠模式吧！

（卢盼盼）

睡不好

飞翔、坠落、被追杀……这些梦你做过吗

睡觉做梦是一种正常现象，更是整合记忆和维护大脑健康所不可或缺的一环。

梦可能是预兆，可以通过梦来占卜吉凶；梦可能是愿望的幻想性满足，可以通过梦来探索自我的潜意识；梦可能是情绪宣泄的途径，可以通过梦来调节情绪……

那么，你做梦吗？你梦到过被追赶、飞翔、坠落、掉牙、性经历吗？你了解这些梦的意义吗？

几乎所有人都会做梦

几乎每个人都会做梦，只是有些人能记得，而有些人忘记了。

研究发现，人们在从快速眼动睡眠期醒来时，往往能记住生动精彩的梦，但在做梦后 5 分钟，基本会忘记近一半的内容，再过 5 分钟会忘记 90% 的内容。

很多人的梦境内容会有重合和类似

有学者对比了分别来自中国、加拿大和德国的大学生的梦

境内容后发现，这些群体的梦境主题高度重合，出现率排在前10位的分别是：被追赶，坠落，迟到，飞翔，性经历，考试失利，活人去世，学校，老师，学习。

五个常见梦境内容的解析

体会梦境中的氛围，寻找梦中重复出现的内容，尝试分享梦境中的体验，这不仅有助于理解潜意识，更有助于缓解情绪，舒缓压力。

1. 被追赶

这大概是人们最常见的梦了。从情绪上看，这种梦是一种恐惧的表现，提示你需要面对一些被自己内心压抑和忽视的本能或欲望。

研究发现，被动物追逐，提示你压抑的本能欲望与自我存在冲突，如性本能和攻击本能；被人追赶，这可能说明你在生活中正面临着某种危险，你对此感到很恐惧，极力希望逃避。

2. 飞翔

这种梦境大多预示着“青云直上”“不断提高”的情况，所以飞翔时常常是快乐和自信的，这提示你在现实生活中可能充满力量，能够顺利完成目标。

但如果你在梦中飞得很吃力，可能提示现实生活中有某些人或事在阻碍你进步，或者提示你对自己缺乏信心。

此外，当人们的头部或心肺处有不适时，容易梦见飞翔。因此，当你平时常常感到身体不舒服，尤其是头晕耳鸣、头痛呃逆时，又常常做飞翔的梦，建议你及时去医院检查身体。

3. 坠落

人们常常在进入睡眠之后就开始梦见自己不停地坠落。有些专家认为这是由清醒进入睡眠的主观体验，这不是真的在做梦。如果睡觉时枕头偏软，更会促使这种体验的发生。

然而，从心理学层面的研究发现，如果梦见坠落，这提示现实生活中你可能遇到了挫折或遭受了失败，而坠落的梦有助于你释放自己所压抑的感受。

4. 掉牙

研究发现，梦的内容与生活中发生的事情有紧密联系。当你梦见牙齿掉落，提示现实生活中你的牙齿可能真的松动或出现问题了。

此外，掉牙还表示“丢了脸面”或“自我形象遭到了破坏”，也可能提示“衰老”或“成长”。

5. 春梦

以性为主题的梦，可以表示性欲的满足，也表示兴奋、快乐的情绪，更表示你希望与人保持密切联系、相互沟通，或建立精神上的连接，甚至提示你渴望拥有某些人身上的一些特质。

梦境不仅是心理学家疗愈他人的工具，也是人们可以了解自我的途径。让我们学会对梦境进行科学解释，去认识更真实的内心世界……

（胡思帆）

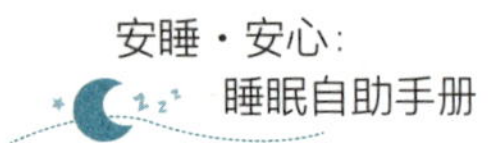

睡着后大喊大叫、拳打脚踢，要小心这个疾病

老王最近感到很郁闷，因为他的老伴总是在夜里被他用脚踢醒或是用拳头打醒。老伴不止一次地向他抱怨，这已经严重影响到自己夜里睡觉，所以要求分房睡。老王也很纳闷，因为他自己完全不记得有这回事。他打算去医院的睡眠门诊看看这是什么问题。

到了医院，医生经过详细的问诊后，告诉老王，这是一种叫作“快速眼动期睡眠行为障碍”（RBD）的疾病。

一般来说，快速眼动睡眠期间，顾名思义，眼球会快速转动，而身体的其他肌肉都会受到抑制，因此身体无法移动。然而，在 RBD 患者中，却仍有一些肌肉能够运动。

这在多导睡眠监测（PSG）上可以被检测到。老王在完善了一整夜的睡眠监测后，果然有了相对应的发现！

RBD 患者会有哪些表现呢

通常来讲，他们会经历生动、鲜活而暴力、恐怖的梦境，而与此同时，他们可能会在现实的睡眠过程中演绎梦境。

表现为大声咒骂、尖叫、拳打脚踢、翻滚，甚至反复从床上跌落等。清醒后，他们往往能清晰回忆梦境的内容，但是对睡眠过程中出现的这些行为却没有记忆。

有些独睡的患者可能早上醒来发现自己身上有伤，但不知道是怎么发生的，还以为是什么灵异事件，真相其实可能就是 RBD。

如何治疗 RBD

1. 建立安全环境

RBD 患者在睡眠过程中有坠床、冲撞等危险行为，因此须建立安全的睡眠环境，如在地板上放置床垫、将家具边角用软物包裹、将锐利的物品从房间中移除等。

2. 安排独立卧室

对于与 RBD 患者同床共枕的家人来说，也具有潜在的健康风险。为了防止伤害到同床者，建议分房睡。

3. 遵循医嘱服药

常用的药物是氯硝西泮、褪黑素等，需在医生的指导下使用。值得一提的是，在成年尤其是中老年 RBD 患者中，可能还伴有神经系统变性疾病，如帕金森病、痴呆等。

前述的老王在看完病后，认可了老伴的抱怨，并主动提出要让老伴睡到另外的房间，老伴也为老王排查了房间的危险之处，把房间收拾得更加安全和温暖……

（卢盼盼）

于梦中坠落，在床上跌醒……原来这是睡眠惊跳

相信很多人有过这样的体验：比如，刚上床躺下入睡时，身体会突然抖一下，随后安然入睡；又比如，早上就要迟到了，你连忙从楼梯大踏步跑下去，不小心一脚踩空；当你在惊恐中想着或许今天可以请假的时候，你猛地睁开双眼，发现是个梦。

其实这些体验是一种普遍现象，医学上称之为睡眠惊跳，也叫作入睡抽动、临睡前肌阵挛。大约 70% 的人曾有过这样的经历，其中 10% 的人经常会有。

为什么会有这样的现象

可能有两种原因，一种是由于从清醒向睡眠过渡的过程中，大脑的兴奋性逐渐下降，对外周神经的抑制减弱，导致外周肌肉不受大脑控制地突然抽动。简而言之，就是腿趁大脑快要睡着时擅自动了一下，把大脑又惊醒了。

另一种是因为这是一种基本的自我保护反射，人在入睡时，全身肌肉会逐渐放松，大脑将肌肉的完全放松误解为即将跌倒，为了防止这种情况发生，大脑瞬间恢复警觉并命令肌肉抽动。简

单来说，就是大脑出于保护身体的本意，错误地对身体发出了指令。

我们该如何正确应对

尽管我们的神经系统偶尔会犯错，大家也不必为此担心。一般对身体不会有什么不良影响，偶尔发生时，无须在意。

倘若发生次数较多而影响睡眠，则需要调整自己的睡眠习惯，规律作息，睡前不做过多体力活动，睡前放松，避免睡前过度兴奋，避免喝太多的咖啡和茶，等等。

如果长时间备受困扰，可以到医院睡眠医学科寻求专业的帮助和指导。

总之，睡觉时偶尔出现抖一下时，不必太担心。但如果频繁抖，或伴有头晕、头痛、恶心等不适时，应及时就诊。

（李朝伟）

换个地方就睡不好，真相竟然是“首夜效应”

你有过这样的经历吗？

出差、旅行住酒店或搬家后，总是难以入睡，好不容易睡着了，却睡得不踏实，一点儿动静就会被惊醒。

外出过夜需带着熟悉的枕头、床单等物品。与你同行的人忍不住给你一个“你太娇气了”的眼神，让你自行体会。

但是，真的是你矫情吗？“认床”是病吗？该如何避免呢？

正确了解认床的真相

换个地方就睡不好，这是日常所说的认床，但其实认的不只是“床”，更是“熟悉的环境”。当在新环境睡觉时，大脑右半球处于休息状态，而左半球保持相对警觉状态，以感应外界环境信息，防范潜在危险。

这导致了人们在新环境的第一晚睡眠，常常出现入睡困难、易醒、睡眠不解乏等，大部分人在第二晚恢复到正常状态，这种现象在医学上称为“首夜效应”。所以，这不是病，也不是矫情，是一种普遍存在的正常现象。

科学避免认床的困扰

研究显示，增强睡眠环境的熟悉度、提高睡眠环境的舒适度和调节睡前情绪的焦虑度，均有助于减轻或避免认床现象的发生。

那么，我们该如何做呢？

1. 带上平常习惯使用的轻便物品，如睡衣、眼罩、毛巾、被单、枕头、枕套、香水、沐浴乳等。

2. 睡觉前将室温调节为平常习惯的温度，睡觉时关灯保持黑暗环境。如需开灯才能放心入睡时，请尽量避开身边的光源。

3. 善用白噪声（雨声、海浪声等单调的声音）和睡前背景音（轻柔的音乐、电视发出的低缓声音等）来促进睡眠。注意将音量调到能让你舒适放松又不会注意去听的大小最好。

4. 放松心情，认床不是病，而是一种适应状态，常常在第二天恢复如常。如果持续几天依然存在，则需要及时寻求专业人员的帮助。

（胡思帆）

睡觉时梦游，这是病吗

周六从寄宿制学校回家，小明向妈妈讲述了发生在宿舍里的一件奇怪的事情：前天晚上，小明躺在床上即将睡着，却听到了脚步声，在昏暗中看到同寝室的小冬在来回走动，不知道在干什么。

突然，小冬在小明的床旁停下了脚步，把小明的衣服穿在了自己身上，小明问他这是在干什么，小冬也没有任何回应，径直回自己床上躺了下去。第二天早上，小明去找小冬要衣服，刚醒来的小冬却完全不记得发生了什么，对自己身上的衣服也感到非常惊讶。这就是传说中的“梦游”吗？小冬需要去治病吗？

什么是“梦游”

我们平常所说的“梦游”，在医学上被称为睡行症（sleep walking disorder），属于异态睡眠的一种。它发生在非快速眼动睡眠期，是深度慢波睡眠的突然但不完全的觉醒所致，在意识模糊的状态下进行一系列活动，大多发作在整晚睡眠的前 1/3 阶段，发作时间通常只有短短几分钟，也有持续数小时的罕见报道。多见于儿童，大部分在成年后自然消失。

梦游的相关表现

发作时行为活动多种多样，可简单也可复杂。例如：突然抬起头，睁开眼睛，困惑地环顾四周；坐在床上，尖叫、说话、咒骂或喃喃自语；站起来，走路、跑步、发短信、搜索或处理物体；进食，甚至会摄入不可食用的东西；性方面的行为；等等。

在发作过程中是意识模糊的状态，不能回答询问，或者仅能做出简单回应、执行简单命令。醒后的遗忘是很常见的，尤其是儿童，成年人偶尔会回忆起一些短暂的类似梦境的心理状态，主要是与恐惧相关的视觉场景。

为什么会发生梦游

根本原因尚不清楚。遗传和生理因素可能起主要作用。遗传方面，许多睡行症在家庭中聚集发生。与普通人群相比，睡行症患者的一级亲属梦游的概率高出 10 倍。生理方面，睡行症在儿童中比在成年人中更常见，并且 80% 的患者在青少年时期会有自愈的倾向。此外，压力和应激事件通常会引发更频繁或更严重的发作。

如何治疗这个病呢

这取决于行为的严重程度和频率，若发作频率低、行为不会造成不良后果，则无须特别在意。生活方面应当避免睡眠缺乏或过大的精神压力。安全措施包括关闭门窗、穿着睡衣睡觉、不睡在上铺、打开夜灯，但绝不能将孩子绑在床上，因为可能会造成危险。父母或伴侣应避免强行唤醒或约束梦游者（除非即将发生危险），应轻声说话、消除其疑虑，并建议他们回去睡觉。倘若“梦游”显著影响到了正常生活，需及时寻求睡眠科医生的帮助。

（李朝伟）

你经历过的“鬼压床”，真相竟然是……

说到“鬼压床”，古代迷信的说法很早就有。传说人被“鬼压床”后，妖邪便乘机附体于人，人在睡觉时就会突然感到仿佛有个黑影压在身上喘不过气来，似醒非醒似睡非睡，想喊喊不出，想动动不了，加上各种各样稀奇古怪的梦境，于是这种体验就有了个“形象”的名字——“鬼压床”。

什么是“鬼压床”

其实，“鬼压床”在睡眠医学中被称为“睡眠瘫痪”。在睡眠期间，我们的身体会在 REM 和 NREM 睡眠之间交替。“睡眠瘫痪”通常就发生在 REM 期，常见于刚入睡或即将醒来时。

在 REM 期梦境体验中，为了防止身体随着梦而动，大脑有一系列的机制“关闭”肌肉活动，使身体的肌肉暂时处于一种“瘫痪”状态（眼睛的肌肉和膈肌除外）。如果在这种状态下恢复意识，大脑和身体之间不合时宜地“断开连接”，人就会处于清醒状态而无法活动身体。

这个过程通常伴随着一系列幻觉，比如，感觉房间内有其

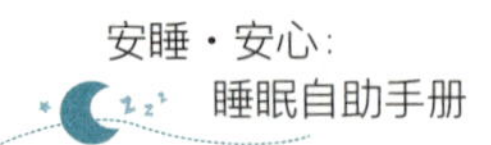

他人，或者看见各种可怕的形体；也有人会体验到幻听，这些声音意义不明、略带恐怖色彩，如钥匙转动门锁、门开了又关或逐渐逼近的脚步声等；同时也会感觉胸部有压力感或肋骨上有重物。这往往伴随着焦虑、窒息感，令人毛骨悚然。

什么样的人容易“鬼压床”

睡眠不佳的人：睡眠瘫痪与睡眠中断有着很大的关系，因为这样打乱了正常的睡眠节律，更容易出现REM期感觉和运动的解离。由于睡眠剥夺、不规则的睡眠时间会打乱睡眠节律，导致睡眠不佳，所以睡眠瘫痪常见于一些需要轮班工作、倒时差的人群。

个体因素：若有心理创伤史，患有创伤后应激障碍、惊恐障碍、焦虑障碍等疾病，个人具有丰富的想象力，或者各类超自然信仰，则更容易导致睡眠瘫痪。

如何摆脱“鬼压床”的困扰

调整心态：我们应该意识到，睡眠瘫痪是一种良性疾病，不会影响日间功能、不会对身体造成实质性的损害，最好不要给它赋予过多的恐怖色彩或者超自然的含义，有助于减轻自己的心理压力，改善睡眠。

调整睡眠：因为睡眠不佳、睡眠中断是发生睡眠瘫痪的重要原因，所以养成良好的睡眠习惯可以改善这个问题。比如，保持充足的睡眠时间，尽你所能减轻生活中的压力，每天在同一时间睡觉和起床，尽量不用仰卧的姿势睡觉，等等。尤为重要的是，睡眠瘫痪本身并不能对我们的身体造成太多的影响，无须就医。但是假如说你对自己的症状感到非常焦虑或这些症状导致你白天很累、彻夜难眠，这就需要寻求专业医生的帮助了。

（周盈盈）

什么是多导睡眠监测

当你因睡不好觉去就诊，医生建议你做个多导睡眠监测时，不知你是否也会有以下的担心和顾虑：

什么是多导睡眠监测，它能帮我评估什么呢？做睡眠监测，感觉有个东西监测我，我更睡不着了，戴睡眠手环不行吗？本来我就失眠，万一戴上这个东西一夜都睡不着，岂不是什么都监测不出来，白花钱还遭罪……

什么是多导睡眠监测

多导睡眠监测是目前国际上公认的诊断睡眠疾病的“金标准”，也是临床上客观监测睡眠的手段之一。

多导睡眠监测主要通过采集睡眠过程中的脑电、眼电、肌电、口鼻气流、鼾声等生理信号，获得睡眠结构、呼吸情况和肢体运动等指标，并以此来评估和辅助诊断各种睡眠障碍，如睡眠相关呼吸障碍；排除导致失眠症状的其他睡眠障碍，如睡眠相关运动障碍和异态睡眠等。这有助于医生为不同睡眠障碍患者提供针对性的治疗方案。

睡眠手环能否代替多导睡眠监测

目前市面上的各种智能睡眠手环从准确性和指标全面性等方面尚不能完全代替临床上的多导睡眠监测。这是因为睡眠手环主要通过传感器监测体位、呼吸、心率等指标，用算法计算出各个睡眠时期，与临床的睡眠分期会存在一定差异，也缺乏统一的行业标准。

不过，部分睡眠手环对于判断总睡眠时间是基本可靠的，可以参考手环监测结果，来了解大致的夜间睡眠时间，但不必过于较真，增加焦虑。

戴上睡眠监测设备睡不着怎么办

多导睡眠监测是整夜连续进行，哪怕睡着的时间很短，也可以被捕捉到并分析，呈现睡眠情况。要在睡前至少半个小时将设备佩戴好，有一个适应的过程。

此外，如果担心在医院病房的陌生环境中睡不着或无法在医院内完成，临床上也会用便携式的多导睡眠监测设备，在医院佩戴好后，可以带回家中完成监测。

因此，进行多导睡眠监测重要目的之一是诊断或排除可能影响睡眠的相关疾病，而是否要做多导睡眠监测，需要结合失眠症状及病史，经临床医生判断后给出相应建议。

（娄思佳）

关于睡觉打呼噜，我们应该知道这些……

你是一个在睡觉中会打呼噜的人吗？你身边的人有夜夜鼾声让你无法入眠的吗？众所周知，睡觉打呼噜是一个很常见的现象，然而这小小的鼾声可能在向我们传递着这些信息……

打呼噜是怎么发生的

打呼噜本质上是一种睡眠过程中的上呼吸道软组织结构的振动发声。这种声音的出现可能在提醒我们，我们的上呼吸道存在一定程度的狭窄，而引起狭窄的原因有诸多方面，常见的有肥胖、鼻中隔偏曲、腺样体肥大、扁桃体肿大、鼻炎、咽炎等。

打呼噜有哪些危害

打呼噜的危害因症状的严重程度而异，需要经过完整的临床评估，比如，是每晚持续地打呼噜还是间歇性的？鼾声有没有影响到本人及床伴的睡眠及白天的活动？有没有过呼噜打着打着突然停止呼吸（提示可能存在睡眠呼吸暂停）的情况？

长期来看，频繁打呼噜乃至出现了睡眠呼吸暂停，发生高血压、冠心病、脑卒中等心脑血管疾病以及内分泌系统紊乱的风险比正常人要更高。

怎么评估打呼噜

如果出现了打呼噜，并且给我们的正常生活造成了困扰，建议去医院的耳鼻喉科、呼吸科或睡眠科就诊。

我们首先需要找到打呼噜的诱因或原因。医生会询问关于打呼噜的具体情况并开具一些检查，如检查鼻咽、口咽、喉部有没有狭窄、畸形或腺体肥大等情况。

如果医生怀疑有睡眠呼吸相关的疾病，如阻塞性睡眠呼吸暂停（OSA），可以完善睡眠监测，通过睡眠监测可以客观评估打呼噜造成呼吸暂停的次数以及是否造成明显的血氧水平下降，为下一步的治疗提供指导。此外，也可定期监测血压、血糖，预防高血压、糖尿病。

怎么治疗打呼噜

一般性的治疗方法包括合理膳食、减重、在睡觉的时候由仰卧调整为侧卧、睡前避免饮酒、保持良好的作息习惯等。针对病因的治疗方法有腺样体、扁桃体切除，鼻中隔偏曲的矫正、悬雍垂腭咽成形术（UPPP）等。

针对中、重度阻塞性睡眠呼吸暂停的患者或已经出现了并发症者，无创呼吸机治疗是优先推荐的疗法：它是通过呼吸机向气道给出一个正压，起到支撑气道、改善通气的作用。

总而言之，打呼噜的问题可大可小，病因不同，严重程度不同，治疗的方法也各不相同。如果你正在为此困扰，不如去求助专业的医生，找到适合自己的疗法。

（卢盼盼）

阻塞性睡眠呼吸暂停如何治疗

不知您是否被夜间打呼噜甚至憋醒所困扰，或者深受床伴或室友“震天”呼噜声影响而难以安眠。

在很多人眼里，打呼噜是睡得香的表现。实际上打呼噜的人常常被“憋”醒，晚上的睡眠也不深，常常第二天的精力体力不能恢复。尤其是仰卧时我们的软腭和舌部肌肉会放松，使原本通畅的气道变得狭窄。当呼吸带来的气流通过狭窄的气道时，随即产生震动的涡流，呼噜声就这样产生了，就像我们听到风从狭窄的过道呼啸而过，是类似的原理。

打呼噜属于常见的睡眠症状，其专业术语为“打鼾”。长时间的打鼾是阻塞性睡眠呼吸暂停的表现之一，需要引起我们的重视。当然，如果我们喝酒了或者白天工作辛苦，晚上睡觉时偶尔打呼噜，这是很正常的现象，我们不必过于担忧。但是倘若频繁地打鼾，并有以下这些情况或者症状时，则需要引起注意！

（1）被自己的呼噜声吓醒；

（2）入睡觉得憋气，睡着后被憋醒；

（3）早上起床后口干；

（4）醒后头痛、不解乏；

（5）白天的一些表现：犯困、脾气差、记忆力变差、注意力欠集中、工作或学习中频繁犯错甚至引起事故。

如果有以上这些情况，就需要考虑阻塞性睡眠呼吸暂停的可能，建议尽早去医院睡眠科或呼吸科做睡眠检查，如整晚的多导睡眠监测。这个检查可以明确疾病的严重程度，为后续的治疗提供依据。

阻塞性睡眠呼吸暂停以睡眠时呼吸暂停或低通气为特征。多导睡眠监测还可以显示睡眠结构的紊乱。在睡眠的过程中，我们处于缺氧状态，血氧饱和度下降，影响睡眠质量，精力体力无法正常恢复，为白天的工作或学习带来很大的麻烦。有研究显示，长期的阻塞性睡眠呼吸暂停，还会增加心脑血管疾病、糖尿病、高血压等的患病风险，引起多器官的功能损害。另外，约一半患者可能伴有严重的心律紊乱，并且多数患者的心律失常发生在睡眠过程中。

倘若没有以上这些情况，但有体重超重或肥胖、高龄男性、高血压、脖子粗等特征，还有频繁抽烟喝酒的生活习惯，需要注意发展成阻塞性睡眠呼吸暂停的风险。通过改善生活方式可以减轻打呼噜的频率和程度。若还是担心睡眠情况，去医院做一下多导睡眠监测看看打鼾的程度也是可以的，医生会根据您的具体情况给出建议或者治疗方案。

（陈　云）

夜长梦多、总被吓醒，这是生病了吗

做梦是一种很常见的现象，绝大多数人有过做梦的经历。古今中外有无数关于梦境的有趣故事：“庄周梦蝶”“黄粱美梦”“南柯一梦”等，是我们耳熟能详的典故；化学家凯库勒梦见衔尾蛇而领悟苯环的结构、门捷列夫梦中排出元素周期表，也为人津津乐道。

我们难免会好奇，做梦到底具有怎样的原理和意义？古有“周公解梦”，根据梦境中的蛛丝马迹推测现实中发生的事情；近现代有弗洛伊德对梦的解析，以精神分析的理论探究梦境的心理学意义；近年来也有很多关于梦的科学研究，探究梦的神经机制。

医学上如何看待做梦

从生理学的角度来讲，做梦是主要发生在快速眼动睡眠期的一种正常生理现象。每个人都可能会做梦，做梦的情况也各不相同，有些梦记得很清楚，有些梦很快就忘记了，这也都是正常的，只要不影响我们的日常生活，就无须为之担心。

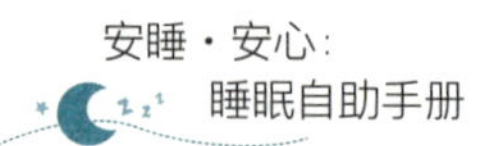

不过，有些情况下做梦确实会给我们的生活带来影响，如总是做噩梦，在梦中总会出现那些令人烦躁不安的危险场景，非常真实，也非常可怕，乃至会被吓醒。如果这种情况每周都会发生好几次，甚至每晚都会发生，那么就需要注意了，可能是患有梦魇障碍。

什么是梦魇障碍

梦魇障碍是一种异态睡眠，属于睡眠方面的疾病，特点是反复从睡梦中惊醒，烦躁不安，能很快被唤醒并能立即回忆梦境。它的发生具有多种可能的原因。

频繁做噩梦与当下的精神心理状态有很大的关系，例如长期处于紧张焦虑的状态、精神压力过大、发生了重大的创伤，都有可能导致噩梦。

药物的使用，如一些抗抑郁药、降压药，可能会引发噩梦。此外，一些躯体疾病，如偏头痛、支气管炎和哮喘等慢性疾病，也与噩梦有关。

由于梦魇障碍与精神心理关系较大，而且梦魇障碍者可能患有焦虑、抑郁等精神方面的其他疾病，精神科的某些用药可能导致噩梦，所以建议患者就诊精神科或睡眠科，由专业的医生进行诊断和治疗。

有哪些办法治疗梦魇障碍

治疗方面，如果只是偶尔出现噩梦，是不需要专门治疗的。如果频繁出现噩梦以致达到了梦魇障碍的程度，则需要进行治疗，主要包括两方面：（1）药物治疗，通过精神科药物的调整来减少噩梦的发生；（2）心理治疗，通过心理方面的探讨与分析，来改善噩梦背后的心理因素。

总之，做梦是一种正常现象，偶尔做噩梦也无须特别在意。如果经常做噩梦而引起明显的痛苦，建议主动就医，经过有效的治疗往往是可以缓解痛苦的。

（李朝伟）

什么样的睡眠姿势最好

你关注过自己的睡眠姿势吗？在难以入眠的夜晚，你是否在床上辗转反侧，试图调整一个最舒适的睡眠姿势来辅助入睡？那么，究竟有没有一种睡眠姿势是最好的呢？

按照最常见的睡眠姿势来分类，可分为侧卧位（左侧卧位、右侧卧位）、仰卧位、俯卧位三大类。

健康成年人推荐侧卧位

对于大多数健康成年人来说，右侧卧位是最为理想的睡姿。这是因为人体处于右侧卧位时，人体的肢体及躯干能够保持自然弯曲，能够减轻对心脏的压迫，更有利于脊柱维持正常的姿势，减轻肌肉的酸痛感。

而左侧卧位更适合于孕妇，能够减轻对大血管的压迫，有利于胎儿的胎盘血供，并能使更多的血液回流到心脏，对于孕妇的血供也有好处。

当采用侧卧位的睡眠姿势时，建议在双腿之间放置一个小枕头，可以保持脊柱的生理曲度，避免产生肌肉酸痛感。

儿童推荐仰卧位

由于解剖、生理上的差异，儿童不同于成人，仰卧位的睡姿对于儿童来说是最好的。有研究证实，儿童在仰卧位较少发生阻塞性呼吸暂停，发生呼吸暂停的持续时间较短。而成人在仰卧位时容易发生舌下坠阻塞呼吸道从而引起打鼾甚至是阻塞性睡眠呼吸暂停，这类人群应选择侧卧位睡眠。

尤其重要的是，当采用仰卧位的睡姿时，建议在双腿腘窝处放置一个小枕头，这样有助于脊柱健康。

低氧血症人群推荐俯卧位

俯卧位通气是一种有效的治疗手段，通过俯卧体位改变膈肌的运动方式和位置，促进气体交换，改善氧合，是目前临床上治疗顽固性低氧血症最常用的方法。

对健康人群来说，俯卧位睡姿是最不推荐的睡姿。因为俯卧位时身体的重量会压迫在心脏和肺脏上，阻碍心脏的跳动及肺部的扩张，影响血液循环及呼吸，且肢体不能正常放松，会导致关节和骨骼受压，肌肉酸痛，还会引起胃肠道不适。

总而言之，对于大多数人来说，右侧卧位睡眠姿势最为理想，俯卧位最不推荐，但对于一些特殊人群这个结论却不能完全成立。大家需要根据个体的情况选择对自己最有利的睡姿，必要时可求助专科医生。

（卢盼盼）

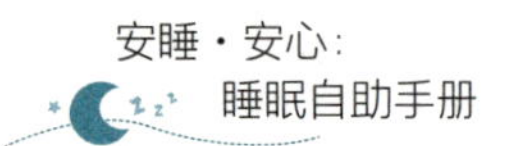

与其默默"数羊"，不如试试催眠

失眠患者经常会问：医生，睡不着太难受了，可以给我催眠让我睡着吗？

什么是催眠状态

催眠状态是一种特殊的状态，在该状态下，被催眠者注意力更集中、意识范围变狭窄，受暗示性增强。它既不是睡眠状态，也非清醒状态。

在催眠状态时我们的意识和潜意识共同起作用，催眠可以帮助我们了解潜意识层面的想法、记忆和情感等，可以视作我们和自我潜意识沟通的一座"桥梁"。

催眠是一种心理治疗技术

昏暗的环境、躺椅、水晶球、钟摆等，这是经常出现在影视作品中催眠的场景。但与之不同的是，人们进入催眠状态并不会失去对个人行为的控制，依然可以保持对自身状态的感知能力，对做何种反应保持充分选择的权利，不会任人摆布，做违反自己意愿的事。

几乎每个人都能被催眠，只是花费时间的长短和进入催眠的深浅程度不一样。催眠疗法一般用于肠易激综合征、慢性疼痛、纤维肌痛、偏头痛、恶心、失眠、焦虑的治疗。

催眠可以帮助失眠者入睡

“催眠”一词的英文为“hypnosis”，其来自于希腊睡眠之神修普诺斯“Hypnos”，但催眠状态与睡眠状态并不相同。睡眠的过程受睡眠稳态和昼夜节律两个过程的调控，而催眠的过程可以人为地诱导和控制。

睡眠中一般不会对外界的指令做出回应，催眠状态下则可以做出回应。另外，在脑电图监测中，催眠状态是清醒闭眼 α 波和困倦的 θ 波为主，睡眠状态则会有比例更多的、频率更慢的 δ 波。

催眠中重要的一步是放松技术的使用，包括渐进式放松、呼吸放松、冥想式（回忆愉悦、美好的场景）放松等放松技术。在失眠者躺在床上拼命地想让自己睡觉时，反而越难以入睡，往往会陷入一种焦虑紧张的状态。

催眠疗法中的放松技术就有助于失眠患者，尤其是入睡困难者，放松身心后可以更快地进入睡眠。此外，放松状态下会降低我们的警觉水平，减少夜间睡眠中的觉醒次数。

因此，当我们躺在床上辗转反侧难以入睡的时候，可以尝试在专业医生的指导下使用催眠疗法中的各种放松技术来帮助自己入睡，获得良好睡眠。

（娄思佳）

睡不好会脱发吗

“令人头秃”“挺秃然的”成为一些年轻人常常挂在嘴边的自嘲，不少人真切感受到发际线“一退再退”的焦虑，如何拯救发际线成了困扰好多人的问题。

头皮毛发呈周期性生长，分为生长期、退行期和休止期。一般来说，毛发的生长期可持续2～8年，退行期持续4～6周，退行期可以视为一个过渡期，毛囊萎缩之后开始脱落，休止期持续2～3个月，正常情况下，每个毛囊都有独立循环的周期，因此，当一些毛发生长时，另外一些毛发休息，其他毛发脱落。因此，头发的密度和头发的总数量保持稳定。对于大部分人来说，每天掉落50～150根头发是正常的。

有一个“拉发试验”可以帮你判断：在靠近头皮处抓起一缕头发（25～50根），向发尾的方向拉扯，如果扯下的头发超过了10～15根，就可能是脱发。

传闻说睡不好会导致脱发，是真的。

第一，头皮毛囊中头发的生长周期，是受体内昼夜节律的生物钟调节的。昼夜节律生物钟会通过对细胞周期的影响来调节毛囊循环的进展，在动物实验中可以观察到头发生长在早上更快，而且会因核心昼夜节律基因的丢失而中断。如果我们的睡眠－觉醒周期出现了紊乱，生物钟就会被打乱，从而干扰头发生长的周期，造成更多的脱发。

第二，睡眠不足会影响体内多种激素的释放，如褪黑素，它不仅参与昼夜节律、免疫调节以及垂体和肾上腺激素的调节，也被证明可以促进头发生长，有研究表明，褪黑素在雄激素性脱发中可以起抗脱发作用。如果体内的褪黑素减少，有可能导致脱发。

失眠或睡眠不足还会影响人体生长激素的功能。生长激素释放和人类毛囊都表现出昼夜节律依赖性调节，并且可能是相互依存的。异常的血清生长激素水平会对头发产生影响。生长激素水平过高与多毛症有关。而缺乏生长激素，与脱发、额发际线后退以及严重的毛囊结构变化有关。

第三，生活和精神压力也是睡眠不足的重要原因，睡眠不足本身也会造成精神压力。长时间的应激反应会导致皮质醇分泌增加，研究表明，皮质醇可以影响毛囊的功能，加速降解皮肤和细胞外基质中的透明质和蛋白聚糖，影响头发的生长。

脱发有很多原因，睡眠不好也是一种重要诱因，规律充足的睡眠可以帮助缓解压力，减少过早脱发。

（周盈盈）

为什么早上起来感觉“睡了跟没睡一样”

这可能与没有得到足够的深睡眠有关。

前面说过，睡眠过程分为清醒期、浅睡眠期、深睡眠期和快速眼动睡眠期。其中，深睡眠期又称为慢波睡眠，这一时期的时长会随着年龄的增长而不断地减少。一般来说，健康成年人整夜的慢波睡眠约为 2 小时，老年人可能只有 1 小时左右的慢波睡眠或者更少。

慢波睡眠随着觉醒持续时间可成比例增加。清醒时间较长，睡眠压力增加，慢波睡眠时间增加。动物研究表明，慢波睡眠在依赖海马的空间记忆中发挥着重要作用。一些研究者认为，慢波睡眠是老年痴呆有希望的干预靶点。因此，慢波睡眠对于机体健康至关重要。

如何增加睡眠过程的慢波睡眠

提高大脑和身体的温度，如温水浴和剧烈运动引起的大脑和体温增高，可导致慢波睡眠明显增加。所以通过运动使身体温度升高可以刺激腺苷和睡眠调节细胞因子的信号传导，从而促进慢波睡眠。

而锻炼能够持续改善记忆力和执行功能，从而促进脑源性神经营养因子释放，进一步增加慢波睡眠的时间。一项研究发现，视觉运动任务的训练可促进右顶叶皮层慢波睡眠的局部增加，这表明，认知活动学习对于慢波睡眠也有促进作用。

通过认知训练增强慢波睡眠，是由于任务期间突触强度的增加。冥想练习通过心理训练和集中注意力相关的可塑性神经改变进一步促进慢波睡眠的增加。因此，可以通过冥想改善睡眠。

清醒期间的经颅刺激也能影响慢波睡眠。包括经颅磁刺激（TMS）、经颅直流电刺激（tDCS）和经颅交流电刺激（tACS）。兴奋性经颅刺激增加觉醒期间神经元的整体能量代谢。

内分泌信号传导的改变也被证明能够影响慢波睡眠。生长激素释放激素刺激下丘脑视前区域神经元，同时增加了慢波睡眠的持续时间，这种效果在男性中尤其明显。此外，催乳素和性活动也与慢波睡眠密切相关。催乳素升高与更高水平的促进慢波睡眠的细胞因子相关。催乳素血浆水平在睡眠期间最高，这种阶段性的催乳素升高与慢波相吻合。

（郭誉鹏）

为什么过了常规睡觉的时间点就睡不着了

你是否有过这样的烦恼？自己感到困的时候没有睡，一过了自己常规的睡觉时间点或者某个特定的时间，困意就会消失，不太容易睡着了。这是为什么呢？

在我们的身体内部，有着一套调节昼夜节律的生物钟。昼夜节律的觉醒促进信号与睡眠压力相互作用，产生睡眠－觉醒周期，也就是我们平时睡着和醒来的大致时间。

尽管在某种程度上受到自愿控制的影响，但睡眠的时间点、持续时间和结构，以及我们入睡的容易程度，都受到位于大脑中视交叉上核调节。视交叉上核主要受到光照的刺激，使我们睡眠和清醒的周期与外界环境相称，另外，我们的睡眠受到体内激素调节和影响，如皮质醇和褪黑激素。皮质醇和褪黑激素的节律会影响外周基因转录和生理的节律，这些影响也会反馈到视交叉上核。

昼夜节律系统可以影响调节睡眠的每个方面，包括褪黑激素、皮质醇的每日释放节律，以及睡眠的昼夜节律。所以在这么一套昼夜节律的调节下，我们的睡眠和清醒的时间会保持在一个相对恒定的水平，如果睡眠时间与平时相差过大，可能会导致睡眠的难度加大。

视交叉上核主要接受光照的刺激，但一些社会因素和行为因素，包括实际的睡眠和觉醒、进食和光照周期，也会反馈到昼夜节律时钟，改变昼夜节律从而影响睡眠，如倒班工作就会加剧昼夜节律失调；夜晚增加对光照的暴露，会使生物钟延迟。所以，环境的作用放大了潜在的生物差异，导致昼夜节律的改变。在这样的状况下，比如睡眠时相后移，我们也很难在自己原来的习惯睡眠时间内入睡。

另外，你可能会在网络上看到过或者听别人说过，一旦过了某个点才睡眠，就会产生各种负面的后果。如果听信了这种说法，那么一旦真正过了那个“合适”的时间，就会增加你的焦虑，越焦虑就越喜欢看时间，越看时间就越焦虑，于是就“用力”让自己快速入睡，但是显而易见，这种焦虑反而会给你的睡眠增加更大的难度。

那么，假如遇到这种情况该怎么办呢？

其实，当你产生困意的时候，就是大脑告诉自己，该休息了，这个时候休息就好，尽量不要熬夜晚睡，长此以往会打乱我们的生物钟，使我们在自己常规的睡眠点难以入睡。

另外，睡前尽量避免喝茶、喝咖啡、喝酒、抽烟等行为，午觉不要睡得过久、不要过度关注睡眠时间，都对健康睡眠有帮助。

（周盈盈）

孩子晚上睡觉不老实是病吗

儿童和青少年的睡眠问题非常普遍，患病率为 25% ～ 40%，而且往往持续存在。这些问题在特殊人群中更为常见，特别是有精神心理问题的儿童。一般来说，睡眠问题既有基于生理的问题，如阻塞性睡眠呼吸暂停和不宁腿综合征，也有基于行为的问题。

儿童睡眠不老实的表现有哪些

儿童期睡眠行为问题通常表现为睡前问题和夜间频繁醒来。儿童睡眠行为问题主要包括 3 种类型：睡眠起始关联型、限制型和混合型。睡眠起始关联型通常表现为夜间频繁醒来。它最常见于婴幼儿（6 个月至 3 岁），通常是不适当的睡眠联想的结果（如摇晃、哺乳、看电视、睡在父母的卧室里）。限制型经常表现为拒绝睡觉或反复要求推迟就寝时间，限制型最常发生在幼儿、学龄前儿童和学龄儿童中。混合型表现为前二者皆有。

为什么有些儿童晚上睡觉不老实

我们了解儿童睡眠行为问题时，需要了解夜间的情况，关注睡眠中有无异常，如夜间惊恐、呼吸紊乱、癫痫发作和遗尿等。此外，卧室环境也可能影响儿童的睡眠，包括房间温度、噪声和舒适度。儿童白天的情况也值得关注，白天的嗜睡在发育过程中往往表现出不同的症状。例如，年龄较小的儿童和学龄儿童经常表现出过度活动以及行为和情绪调节困难。全面评估儿童睡眠问题还应考虑就寝时间、起床时间和午睡时间，包括工作日和节假日的差异，以及睡前的夜间活动，如看电视、使用电脑和学习。

家长需要怎么应对

在患有睡眠行为问题的儿童中，消极的睡眠联想往往伴随着长时间的睡前挣扎。目前对于这类问题，行为干预被认为是有效的。渐进式消退是最常推荐的方法。

干预睡前问题和夜间醒来的有效方法包括适当的睡眠卫生教育，家长可以帮助孩子制定一套睡眠时间表，包括就寝时间安排，并帮助孩子学会独立入睡。同时制定一种检查方法，父母可以根据自己的情况检查孩子的睡前情况，直到孩子入睡。检查的频率取决于父母的容忍度和孩子的特点，一些父母使用固定的时间表（例如每 5 分钟），而另一些父母则以逐渐增加的间隔（例如 5 分钟和 10 分钟）进行检查。这种方法的目的是让孩子学会能够独立入睡，而不会产生负面的睡眠联想。这种方法通常需要 3 到 7 个晚上。成功治疗的关键是父母对孩子的回应需要保持一致。

（郭誉鹏）

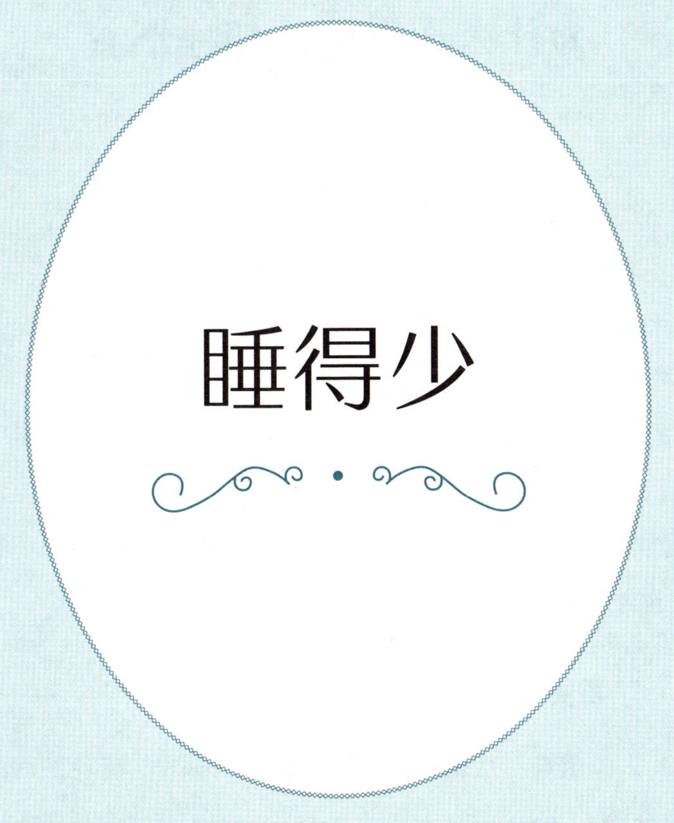

睡得少

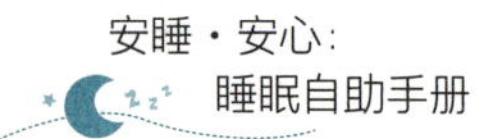

为什么你很困，却睡不着

不知你是否有过这些体验：

本来就很困了，但是一躺在床上就清醒了；

半夜一两点了，还是睡不着，越想睡越睡不着，于是更加烦躁焦虑，心里想着：完了完了；

此时的你，想听一下舒缓的音乐或广播，可是你越听越兴奋；

然后你试一下数羊，数到几百只，却越数越精神……

遇到这些情况，该怎么办呢？

了解失眠判定标准

1. 入睡困难：从躺在床上准备睡觉到睡着，所花的时间超过 30 分钟。

2. 睡眠维持困难：夜间睡着后醒来的次数在 2 次及以上，或夜间醒后到再次睡着所花的时间超过 30 分钟。

3. 早醒：比预期提早醒来（至少提前 30 分钟），睡眠总时间明显比平时少。

4. 影响白天的生活：夜间睡眠的好坏主要看第二天的精力、体力、情绪等是否恢复如常。

如果你出现以上表现中的任何一种，每周出现的次数≥ 3 次，且持续时间大于 3 个月，这意味着你可能真的失眠了。

识别失眠常见误区

1. 没得睡≠失眠

有很多人想睡但没有时间或环境等合适条件，从而导致睡眠不足。这并不是“失眠”，而是“没得睡”，这种情况是“睡眠剥夺”。

2. 主动不睡≠失眠

白天工作，夜深人静时，时间终于属于自己了，上网刷短视频、玩游戏、看剧等，“嗨”完再睡。

这种在可以自由选择睡觉时间的情况下，习惯性推迟预定的睡觉时间，不是“失眠”，而是“睡前拖延”。

3. 睡眠时间少于 8 小时≠失眠

睡眠是一个自然现象，睡眠时间长短并不能决定是否失眠，如果睡眠时间少于 8 小时，但是不影响白天生活，那这不是失眠。

4. 累了≠困了

人们常常会混淆“困倦”和“疲劳”，大多数人到晚上时，明明很困，但上床后却难以入睡。

其实，这可能并不是困意，而可能是身心劳累所致。

掌握失眠应对方法

1. 打造舒适的睡眠环境

卧室环境宜保持干净整洁、温度适宜、黑暗避光、相对安静。

卧室内的颜色对睡眠时长会产生影响，其中蓝色的色调柔和，有助于放松大脑，减少噩梦，提高睡眠质量。

2. 建立良好的睡眠习惯

按时上床，定时起床，形成相对稳定的生物钟。睡前 3 小时不进行体育锻炼；睡前 2 小时不饮酒勿吸烟；睡前 1 小时避免使用电子设备。

常言道“子时而息”，子时（23:00 ～ 1:00）应避免熬夜。

3. 养成健康的生活方式

适量运动、规律进餐、合理膳食等健康的生活方式均有助于缓解失眠。

小米和牛奶中含丰富的色氨酸，莲子中含莲子碱、芳香苷等成分，这均有助于清心安神，舒缓疲劳，改善睡眠。

此外，白天适当规律的运动可以增加深睡眠时间，推荐每周锻炼 4 ～ 5 次，每次持续 20 ～ 60 分钟。

4. 选择合适的治疗方法

失眠认知行为疗法、重复经颅磁刺激、光照疗法和药物是治疗失眠的有效方法。

需要注意的是，网上治疗失眠的非处方药，如褪黑素等，其有效性和安全性需要谨慎对待，必要时建议咨询医生后使用。

（胡思帆）

几点睡算熬夜，失眠了怎么办

当网上不断在宣传熬夜和失眠时，你是否也会对以下问题感到好奇呢？

到底几点睡算熬夜呢？夜间睡多长时间好呢？梦多就代表没睡好吗？又该如何判定自己是真的失眠了呢？失眠了该怎么办呢，只能吃药来治疗吗？吃药会不会成瘾呢？

几点睡算熬夜

科学研究表明，每个人都有属于自己的生物钟，有的人是百灵鸟型（早睡早起），有的人则是夜猫子型（晚睡晚起）。因此，不能通过晚上几点睡觉，来确定是否熬夜。

是不是熬夜，更主要是看睡眠时间是否足够、睡眠是否有规律。

如果每天有规律的上床和起床时间，成年人睡眠时长达到 7 ～ 9 小时，醒来后精力和体力恢复如初，那么即使每天习惯凌晨 3 点入睡，白天 11 点起床，也不算熬夜。如果长此以往，可能是睡眠时相延迟。

夜间睡眠多长时间合适

根据教育部印发的《关于进一步加强中小学生睡眠管理工作的通知》中规定，小学生每天要保证 10 小时睡眠，初中生应睡够 9 小时，高中生应达到 8 小时。

权威研究推荐，成人（18 ～ 65 岁）的睡眠时长为 7 ～ 9 小时，老年人（65 岁以上）的睡眠时长为 7 ～ 8 小时，但是 5 ～ 6 小时也是可接受的。

需要注意的是，睡眠时长因人而异，健康睡眠时长的标准，主要取决于醒后精力体力是否恢复良好，并不是一定要睡够以上推荐的睡眠时长。

梦多就代表睡得不好吗

睡觉做梦是正常生理现象，一般每个人每晚会做 3 ～ 5 个梦，大约 95% 的梦被忘记了。因此，梦不是影响睡眠质量的因素，梦多不代表睡得不好。

如果做梦时总是被惊醒，或者做梦过程中出现行走、大喊大叫、拳打脚踢或伤害他人及自己的异常行为，那就需要及时去睡眠专业门诊就诊。

失眠了，白天能补觉吗

不能。虽然对于健康成人来说，白天合理科学的补觉，尤其是在下午 1 点～3 点进行 20～30 分钟的午睡，能有效消除疲劳、提高免疫力和缓解压力。但是失眠人群如果白天补觉，会导致睡眠驱动力下降，造成晚上失眠、白天犯困的恶性循环，因此不推荐补觉。

如果白天犯困，建议多去户外活动，晒晒太阳。研究发现，早晨起床后至上午 10 点，去户外进行 30 分钟左右的活动，可有效调节睡眠，尤其对于入睡困难的失眠患者明显有效。

失眠了，只能吃药来治疗吗

药物治疗、心理治疗、物理治疗以及其他辅助治疗措施均能调理睡眠，改善失眠。由于药物起效快，服用方便，临床上治疗失眠的主流方法可能是药物治疗。

但由于药物可能导致的不良反应突出，且存在成瘾风险，从而使非药物疗法获得关注。非药物治疗包括心理治疗（其中认知行为疗法是国内外权威指南推荐治疗失眠的首选方式）。

物理治疗包括声（白噪声、音乐等）、光（自然光或人造光）、电（经颅电刺激、迷走神经电刺激等）、磁（经颅磁刺激）。

其他辅助治疗包括：运动疗法（每周 4～5 次持续 60 分钟的运动，维持 8～12 周能有效改善失眠）；饮食疗法（小米等易消化的碳水化合物、酸枣仁、核桃、莲子等）；芳香疗法（薰衣草等）；中医疗法（针灸等）……

失眠了，安眠药该怎么用

如果不规范使用安眠药，可能会有成瘾风险。因此，安眠药的使用须遵循专业医生的指导，合理科学规范地使用。

基于失眠障碍治疗指南，服用安眠药的前提是在认知行为治疗和睡眠健康教育的基础上，遵循个体化、按需、间断、足量原则，小剂量开始给药，达到有效剂量后不轻易调整剂量，可根据睡眠变化情况来调整用药剂量和维持时间，但不宜长期使用，避免突然停药。

尤其重要的是，在重度睡眠呼吸暂停综合征、肝肾功能损害、重症肌无力患者，儿童、孕妇、哺乳期妇女不宜服用安眠药。

夜晚来临，愿你放下烦扰，告别熬夜，睡得香甜，做个好梦，用最好的状态迎接崭新的明天。

（胡思帆）

睡前胡思乱想，越想睡越睡不着怎么办

不知你是否有过这样的体验：睡前努力告诉自己不要胡思乱想，结果却事与愿违，越想不去想却越想得厉害，导致脑子乱成一团，困意全无。

夜晚来临，越想睡却越睡不着，躺在床上翻来覆去，折腾到快天亮的时候，放弃了让自己睡着的努力，结果却反而睡着了……

这到底是怎么回事呢？你知道吗，其实在这简单的事实后面，是有着科学的道理，即“白熊效应”和“矛盾意向法”，这也常常被应用于失眠的治疗中。

什么是白熊效应

白熊效应又称反弹效应，是社会心理学家丹尼尔·魏格纳发现的一个现象：当参加研究的人被要求控制自己不让脑海中出现白熊，结果他们脑海中白熊出现的次数反而更多。

这个现象被科学地解释为，人们在提醒自己要控制某些事物的时候，提醒本身就是一种暗示，结果是越想控制什么，越是控制不住。

因此，失眠时越想控制自己睡前不要乱想，就越会乱想。这种情况下需要做的是顺其自然，不控制它，也可以去做一些舒缓的事情来转移注意力。

此外，这种现象提示，肯定的指令（“要干什么”）往往比否定的指令（“不要干什么”）的效果要好。

以失眠患者为例，给予“睡前放轻松，床是用来睡觉的地方，每天在同一时间起床”等肯定的建议，这往往比“睡前不要胡思乱想，不要在床上玩手机、不要睡回笼觉”等否定的建议效果要好。

矛盾意向法又是什么呢

矛盾意向法是由心理学家维克多·弗兰克尔所提出的，它不是一个概念，而是一种心理干预技术。这项技术的核心是，让你放弃对害怕事情的逃避，通过引出让你害怕的事情，来达到消除它的目的。

简单来说，就是反转你原来的想法，努力思索与你真正意愿相反的念头，这反而可以达到真正的目的。

这种技术常常被应用于失眠的治疗中。也就是说，当你过度担心自己睡不着的时候，就努力保持清醒，放弃入睡的意图，这样反而你的困意就会袭来。

因此，当你在夜间努力尝试入睡时，不妨睁开双眼，把目光柔和地停在一个固定位置上，保持眼周肌肉的放松，同时尽量不眨眼，接着在心里默念，千万不要马上睡着，千万不要马上睡着……可能用不了多久你就会睡着了。

愿你能学会科学的方法，养成健康的习惯，做好当下的事情，善待光阴，静心耕耘……

（胡思帆）

“失眠”的背后，可能是节律问题

王女士是一名护士，倒夜班多年，最近晚上总是“失眠”。

她的丈夫因工作需要经常出国，每次跨 2 个及以上时区飞到当地后，都连着几天晚上“失眠”，白天犯困，食欲不佳。

她的儿子上初中后，因为起床困难经常上学迟到，晚上到了该睡觉的时间却“失眠”。

王女士一家人“失眠”的背后，都与昼夜节律有关。

什么是昼夜节律

昼夜节律中枢位于下丘脑内的视交叉上核，是生物进化过程中形成的内在节律，调控体温、血压、睡眠、激素分泌等生理节律变化。

光，尤其自然光是昼夜节律最主要的调节因子。然而，现代生活方式（如不规律的工作时间、跨时区飞行等）和现代技术（如电灯和发出蓝光的电脑及手机屏幕等）影响昼夜节律，导致睡眠时间与内在节律的差异。

内在节律紊乱或其与外部环境之间不同步所引起的各种睡眠 – 觉醒障碍，医学上称为昼夜节律失调性睡眠觉醒障碍。

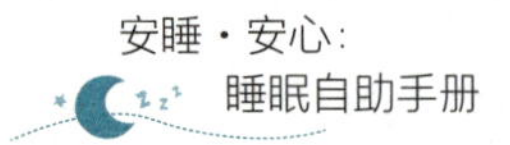

节律紊乱有什么后果

昼夜节律跟我们日常的进食、运动、睡眠是紧密联系的。节律紊乱（内在的昼夜节律紊乱，倒班，倒时差等）对生理和心理健康都会产生不利影响，影响日常学习、工作及社交，降低生活质量。

常见的不良后果是：睡眠紊乱，夜间入睡困难、易醒，白天嗜睡，难以适应社会时间表；代谢紊乱，心血管疾病、糖尿病与肥胖的患病风险增加。

如何调节节律呢

当出现王女士一家人这样的节律问题，建议寻求专业医生/机构的帮助。一般情况下，进行系统评估后，根据个人的情况，从作息时间表和内在节律两个方面去调节。

调节方式主要包括药物干预、物理干预及行为干预。

药物干预：褪黑素及其他助眠类药物等；

物理干预：光照治疗（自然光、人造光）等；

行为干预：制定个体化的作息时间表，如合理的小睡、饮食、运动等。

我们可能难以做到古时的“日出而作，日落而息”，但现代社会可以通过专业的评估、科学的干预，调整昼夜节律，改善睡眠，提高生活质量。

（娄思佳）

睡不着的时候，可以喝点酒吗

晚上睡不着时，你是否也会选择小酌一杯让自己快点入睡？或者你是否已经爱上了这种微醺下入睡的感觉呢？喝酒助眠是否科学，看完以下有关睡前饮酒的 5 个事实，你就会知道答案。

1. 睡前饮酒破坏睡眠结构

酒精会缩短快速眼动睡眠持续时间，尤其是后半夜。快速眼动睡眠的作用是促进精力恢复和记忆储存，提高第二天的学习和工作效率。

所以喝完酒的第二天会觉得昏昏沉沉，注意力难以集中，其实正是因为酒精缩短了睡眠中恢复精力的时间。

2. 睡前饮酒导致睡得更差

酒精的镇静作用可以使我们迅速放松，并且酒精会增加腺苷的水平，较高的腺苷会更快诱发睡眠，让我们迅速入睡。

但这种异常高的腺苷水平会导致后半夜的睡眠变得断断续续。

3. 睡前饮酒会加重打呼噜

大家可能会有体会，平时不打呼噜的人喝了酒后也会打呼噜，打呼噜的人声音会变得更响，甚至发生睡眠呼吸暂停，即使喝的酒并不多。

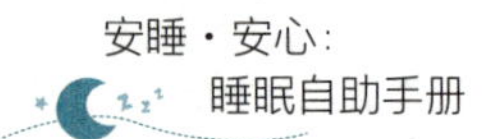

这是因为酒精松弛了人体呼吸道的肌肉，让夜间呼吸时气体进入气管的路变窄了，睡眠呼吸暂停的发作会降低睡眠质量，并在第二天引起疲劳感。

4. 睡前饮酒会扰乱生物钟

规律的作息时间，可以让我们身体的生物钟保持稳定，从而拥有良好的睡眠。但睡前饮酒会减弱机体生物钟的调节能力，降低体内褪黑素水平。

5. 睡前饮酒的其他危害

酒精是一种利尿剂，睡前饮酒会让肾脏和膀胱在睡觉时仍然处于兴奋状态，从而导致夜间频繁上厕所，影响睡眠质量。

此外，长期饮酒会增加酒精成瘾的风险，如果到最后患上了酒精依赖，睡眠质量变得更差，可就得不偿失了！

看完上面的内容，相信你已经得出了答案：睡前饮酒弊大于利，请避免睡前饮酒的行为。如果你还在为失眠烦恼，半夜在床上辗转反侧，建议你寻求专业睡眠医生的帮助，了解正确的睡眠知识，接受专业的治疗。

（张安琪）

为什么别人吃褪黑素管用，而我吃却不管用呢

不知你是否有过这样的经历：你最近夜间总睡不好觉，白天打不起精神。周围人跟你说褪黑素很管用，吃完就能睡着。然而，当你去试一试时，却依然睡不着！

那么，褪黑素到底是什么呢？为什么对有的人有用，有的人却没有用呢？服用后真的没有不良反应吗？

什么是褪黑素

褪黑素存在于人体内，主要由大脑松果体产生，被称为内源性褪黑素，参与人体睡眠 – 觉醒周期的调节。

目前市面上能够购买到的褪黑素也称外源性褪黑素，通过模仿天然内源性褪黑素作用方式以达到调节睡眠的目的。

实际上，外源性褪黑素已经生产了几十年，在国内属于保健品。

褪黑素适用于哪些人群

目前褪黑素大多适用于倒时差、倒班工作等生物钟紊乱的

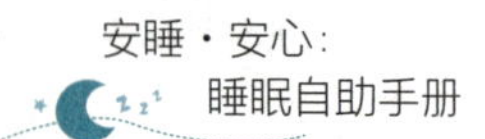

人群。因此，通过补充外源性褪黑素来改善睡眠，并不是每个人都适合。一方面，造成睡不好的原因有很多；另一方面，服用褪黑素很难达到完全补充内源性褪黑素的目的。

对于倒班、倒时差或其他生物钟紊乱的人群，褪黑素的服用剂量和服用时间对于效果的影响较大，甚至因人而异，建议在专业医生的评估和指导下使用。

褪黑素有不良反应吗

理论上短期使用褪黑素相对安全，可能出现的常见不良反应包括头晕、头痛、恶心和嗜睡。长期使用的安全性不确定，有待进一步研究。

在儿童和青少年人群中，褪黑素可能影响青春期前儿童的发育。在孕妇和哺乳期妇女中，由于缺乏相关人体研究，而常被归类为非安全用药。

尽管褪黑素被发现了 50 多年，但它在人体中的作用和机制需要进一步研究。因此，建议大家前往专业的机构进行睡眠问题的咨询、评估和诊疗，并在医生的指导下合理服用褪黑素。

（娄思佳）

安眠药，不滥用，不惧用

失眠了，你是否会担心安眠药的不良反应而害怕服药呢？服药后的你是否更害怕停药后睡不着呢？那么，该如何合理地服药，用药期间该注意些什么，又该做些什么能让药物发挥更好的疗效呢？

该如何合理地用药

1. 安眠药治疗失眠的疗效已被证实，但可能存在成瘾风险和不良反应。因此，针对安眠药，不能害怕用，也不能滥用，更不能擅自用，而应遵医嘱服药。

2. 基于按需间断服药原则，次日有重要事务、预期或当晚已出现入睡困难或早醒时，可服用。非必要，不服用。每周用药 3 ～ 5 天。连续服用最长不超过 4 周。

3. 长期使用者，不强行停药，可小剂量维持，但需每 4 周评估一次，及时调整。6 个月是失眠复发的高峰期，应及时评估。

4. 服药时间一般建议在上床准备睡觉前 5 ～ 10 分钟。需要注意的是，为减少服药后梦游事件风险，唑吡坦等安眠药推荐睡前即刻服用。

服药需要注意什么

1. 用适量温开水送服药物，而不是就着果汁、牛奶或茶来服药。

2. 服药期间，不饮用含咖啡因的饮料。

3. 用药期间禁止饮酒，避免驾驶车辆以及进行危险性操作。

4. 服药后起床时动作应缓慢，尽量在床上坐一会，防止摔倒。若出现不适，应及时到医院就诊。

怎么做能助眠

1. 确保卧室环境舒适、整洁、安静、避光和温度适宜。

2. 床是睡觉的地方，不要在床上看电视、玩手机或工作。

3. 每天固定时间起床，起床后拉开窗帘，让光线照进房间里。

4. 白天进行适度的体育活动，多亲近大自然，避免午睡或打盹。

愿你能学会规范地服用安眠药，养成健康的生活习惯，踏上失眠的疗愈之路。请相信，你的坚持，终将美好……

（胡思帆）

我就是失眠，为什么医生给我开抗抑郁药

张阿姨被失眠困扰多年，晚上睡不着，白天无精打采，做什么事情都提不起兴趣来，每天都很烦躁。这些年来，张阿姨吃过好多种安眠药，总感觉刚吃的时候睡得还可以，吃了一段时间后就又睡不好了。张阿姨越来越担心自己的睡眠，心情也变得越来越低落，不愿意出门跳舞了，吃饭也不香了。张阿姨的儿子看到后便带她来到专科医院门诊，医生详细询问了张阿姨的情况后，给她开了一些药。张阿姨一看说明书上写着抗抑郁药，非常不理解，“我就是睡不好觉，为什么给我开抗抑郁药？而且这些药品的说明书上有那么多不良反应，我可不愿意吃”。

很多失眠的人可能都遇到过张阿姨这种情况，不理解为什么自己只是失眠，医生却开了抗抑郁药，甚至是抗精神病药呢？

失眠常和其他疾病共病

很多失眠人群常常并不只是单纯的失眠问题，失眠是多种精神疾病和睡眠障碍常见的症状之一，常常是其他疾病的伴随症状。

比如，抑郁症患者常见的一个主诉就是失眠，所以治疗这种类型的失眠不能只使用安眠药，还要找出他们的原发疾病“对因治疗”。针对性处理他们的原发疾病，才能更好地缓解失眠问题。

如果出现影响正常生活和工作的失眠问题，要前往专科医院排除一下是否合并有其他原发疾病。

失眠常伴焦虑抑郁情绪

失眠的患者由于长期受失眠折磨，影响了生活、工作、学习，很容易出现抑郁、焦虑情绪，这种焦虑和抑郁情绪可能还没有达到诊断为焦虑症、抑郁症的程度，但有时比失眠本身更加影响他们的生活，让他们感到非常痛苦。

此外，抑郁、焦虑情绪的出现往往会加重患者对失眠的错误认知，造成失眠长期存在，所以治疗失眠的同时需要处理这些情绪问题，才能更顺利地缓解失眠问题。

常用于治疗失眠的药物

1. 苯二氮䓬类受体激动剂（苯二氮䓬类药物和非苯二氮䓬类药物），对睡眠潜伏期、入睡后的觉醒时间、总的睡眠时间等均有一定改善。

2. 褪黑素受体激动剂，多用于治疗以入睡困难为主诉的失眠和昼夜节律紊乱的失眠。

3. 具有镇静作用的抗抑郁剂，尤其适用于伴有抑郁和（或）焦虑的失眠患者；失眠的治疗剂量低于抗抑郁作用所要求的剂量。

4. 具有镇静效果的抗精神病药，通过这些药物的镇静作用，一定程度上改善睡眠。

5. 其他类药物，如巴比妥类、抗组胺药等。

服药时的注意事项

1. 目前失眠障碍的首选治疗方法是失眠认知行为疗法。

2. 如需用药，需在医生评估后选择用药方案，切勿自行服药。

3. 安眠药使用超过 4 周需要每月进行评估。

4. 遵从医嘱剂量，规范治疗，切勿自行增减药量。

5. 如果出现不良反应不能耐受，及时前往医院调整用药方案。

6. 药物治疗过程中要坚持定期到医院复诊，配合医生对药物适用性进行动态评估，以根据病情变化及时调整治疗方案。

如果对医生开的药物有疑问，建议和医生当面沟通，了解清楚医生的用药原因，避免因为误解自行停药，或者因为药物说明书产生其他顾虑，影响了药物的使用。

（王　丽）

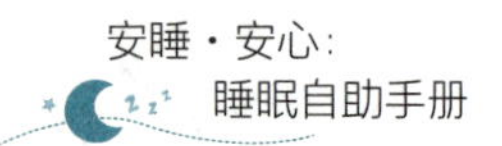

累了一天，我怎么更睡不着了

你有没有过类似的经历：一加班到了晚上，感觉身体像被掏空了，只想赶紧把工作完成回家睡觉。终于拖着疲惫的身躯回到家里，感觉自己已经累到上床一秒钟就能睡着。急匆匆扒拉了几口饭，冲个澡就赶紧爬上床，却发现自己翻来覆去就是睡不着。紧绷的大脑伴着身体的疲倦，心里越来越着急，“用力”让自己赶紧睡着……

累不等于困

我们常常会混淆“困”和“累”两个概念，然后把“累”和“睡眠”联系在一起，认为自己累了就需要赶紧上床休息。

困，也就是有困意，有的人表现为止不住地打哈欠，眼皮需要用劲才能睁开；有的人感觉好像失去了对身体的控制，想立刻躺下……这些都是一种渴望入睡的感觉。

我们体内有两种物质：“腺苷”和“褪黑素”，它们在产生困意上起着重要作用。身体积累了足够的腺苷和褪黑素，到了生物钟该睡觉的时间，就自然地产生了困意。

而“累”的主要表现是疲劳，往往会感到四肢沉重，没有力气，不想动。这种疲劳可能是因为精力体力的大量消耗，也可能是一些疾病导致的，如贫血、甲状腺功能减退、抑郁等。这些疲劳的感觉，如果没有伴随强烈的睡意，往往没有办法通过睡眠来缓解。

所以，当我们感觉累的时候，好好感受一下是困意还是疲劳，因为它们可能指向不同的原因，需要我们用不同的方法去处理。

先放松下来再睡觉

当身体过度劳累时，大脑会出现暂时性的缺氧，引起反射性的兴奋性增加，即使伴随着困意，但身体的警觉性已经超过了困意的程度，反而睡不着了。

同时，如果还在思考着白天的工作和生活，又担心自己睡不着，这些情绪会进一步对睡眠产生干扰。所以我们在这种时候应先适当地释放压力，让身体和情绪都放松下来。

放松训练又叫松弛疗法，它是按照一定的方法，学习有意识地控制或调节自身的心理和生理活动，来降低身体的唤醒水平，调整那些因为紧张刺激而紊乱了的功能。

我们可以在睡前通过放松训练来减少紧张的情绪和过度的警觉，让自己从白天的压力中放松下来，促进入睡，提高睡眠质量。常见的放松训练方法如下：

“478”呼吸法：闭上嘴巴，用鼻子吸气 4 秒，然后屏住呼吸 7 秒，再缓慢用嘴呼气 8 秒。注意呼吸要缓慢、柔和、深长。感受自己的呼吸，不要专注于数数，根据自己的情况量力而行。

腹式呼吸法：把手放在腹部，鼻子缓慢吸气，随着吸气慢慢地挺起腹部，然后屏住呼吸，再缓慢呼气，感受腹部凹陷的过程。

听“噪声”或舒缓的音乐：研究显示，参与者在夜间和午睡期间暴露于粉红噪声或没有噪声的环境中，75% 的人表示听着粉红噪声睡得更安稳。但要注意不要用耳机去听这些声音，这样反而会干扰睡眠。

此外，渐进式肌肉放松训练、冥想、正念等，也是常用的放松训练方法。但是需要注意的是，这些放松训练的方法因人而异，找到适合自己的放松方法，可以借助一些放松训练的指导语配合着反复练习。

闭上眼睛，抛开杂念，感受呼吸，放松下来！

（王　丽）

我每天只睡 4 小时是有病吗

小王感觉最近自己的睡眠有些不对劲。以前自己每天能睡 7 个小时，偶尔熬一次夜第二天就会特别没精神。但最近 1 个月他惊讶地发现，自己每天只要睡 4 个小时就够了，而且一整天都精力充沛，干很多事情也完全不困，脑子转得很快，记性也特别好，性格都变得更加开朗了，原本偏内向的他变得很健谈，在工作中更加自信、更加积极地表现自己，同事们说感觉像换了个人似的。虽然这段时间他感到非常高兴，但这似乎不是一种正常的状态，一位学医的朋友建议他就诊精神科看看。

睡得少却不困是有问题吗

人们常说：“人的一生有三分之一的时间在睡眠中度过”，以此来表明睡眠在人生时长的占比之大。这句话是按每天 24 小时中睡眠 8 小时来估算的“三分之一”。在高强度、快节奏的工作与学习中，经常会发生睡眠不足的情况，在临近考试、赶工作进度的时候，甚至可能整晚不睡。睡眠不足往往会影响我们白天的能力和状态，使我们感到昏昏沉沉、脑子慢半拍，但在某些情况下，睡眠时间短并没有带来任何痛苦，反而伴随着小王那样“好”的主观感受。这确实是引起精神科医生重视的情况，小王可能是得了双相情感障碍。

什么是双相情感障碍

双相情感障碍是一种心境障碍，起病原因尚不明确。所谓“双相”，是指患者“抑郁”和“躁狂”两种状态交替出现。在抑郁发作时，患者情绪低落，思维迟缓，做什么事情都没兴趣，精力体力不佳，白天什么也不想干；在躁狂发作时则恰恰相反，患者情绪高涨，思维活跃，兴趣广泛、有很多想做的事情，可能会制定很远大的目标，精力充沛，社交活动增多，还可能会挥霍钱财。睡眠时间明显减少，并且做了很多事情却没有困倦感，这是躁狂发作的特征之一。结合小王在工作生活中的其他改变，他的表现确实存在异常，需要到精神科进行进一步诊治。

为什么非要治疗呢

对于这样的意见，小王感到疑惑：“我承认这是异常的状态，但我感觉这样挺好的呀，我的能力增强了，少睡的时间能干很多其他事情，为什么非要通过治疗来改变呢？”确实，有很多躁狂发作不严重的患者希望自己能一直保持在自我感受良好的躁狂状态，但处于躁狂状态会对大脑的认知功能造成损害。而且这种状态往往不会一直持续下去，如果不进行治疗，随后到来的抑郁发作会使患者陷入很大的痛苦，甚至导致自杀。精神科治疗的目的，正是要让情绪稳定在正常的状态，预防再次发生躁狂发作或抑郁发作。

需要补充的是，不同人的睡眠需求是不同的，存在极少数人一直以来就不需要很多睡眠，白天也能保持正常的生活状态。但那种情况很少见，而且小王是近一个月才睡得少，白天的状态也发生了明显的改变，所以这并非小王本身睡眠需求少，而是处于疾病状态。

（李朝伟）

孕妇睡不着怎么办

在怀孕期间，为了适应胎儿的不断增长，母体会经历不断的身体和生理变化，孕妇睡眠模式和睡眠质量也会发生变化，很多准妈妈会出现失眠的问题，严重的失眠不仅会影响孕妇，还会对胎儿和妊娠结果产生负面影响。面对这个问题，我们应该怎么做呢？

孕妇为什么会失眠

激素改变：在整个孕期，孕妇体内的黄体酮、雌激素和生长激素水平显著增加，在妊娠后期，褪黑素、催乳素、催产素和皮质醇水平增加，其中许多激素是由胎盘分泌的，这是为了支持胎儿的生长发育，然而激素水平的改变不仅直接影响睡眠－觉醒周期和睡眠结构，还会导致生理变化，从而增加失眠的风险。

情绪压力：怀孕本身是一个应激性事件，会给孕妇造成心理上的压力，怀孕后的生活变化、对分娩以及即将成为母亲的焦虑，也都会促进失眠的发生发展。

躯体不适：在妊娠早期，有恶心和呕吐等早孕反应，在妊娠中后期，胎儿在腹腔中所占空间增加，一方面会使横膈升高，限制肺部每次呼吸的扩张程度，导致呼吸不畅；另一方面会压迫到膀胱，导致夜间尿频。此外，胃酸反流、夜间胎儿运动等与子宫扩大相关的不适及疼痛都会影响睡眠。

失眠了该怎么办呢

首先，我们可以在生活上做到以下改变：

创造舒适的睡眠环境：确保空气清新、周边安静幽暗。

规律睡眠：要遵守规律的睡眠时间表，最好不要在白天长时间休息，造成“黑白颠倒”。

定期锻炼：选择合适的锻炼方式，适度的锻炼不但可以增强孕妇的心脏和肺部功能，还有助于睡眠。

改变不良生活习惯：咖啡因、酒精和尼古丁对睡眠有着不利影响，在孕期应该尽量不抽烟，不喝咖啡和浓茶等。

左侧卧位：此种睡眠姿势有助于改变子宫右旋，减轻子宫血管张力，保证胎盘的血流量，利于胎儿发育，如果因为睡眠姿势不舒服影响到睡眠，可以通过靠垫或靠枕缓解。

失眠认知行为治疗：这是一种心理治疗方法，可以帮助患者矫正关于失眠的不良行为和认知，被广泛认可为慢性失眠的一线治疗方法。有研究发现，使用失眠认知行为治疗后的孕妇，失眠和抑郁焦虑症状均明显缓解。

药物：由于使用助眠药物有潜在的致畸、早产风险，一般

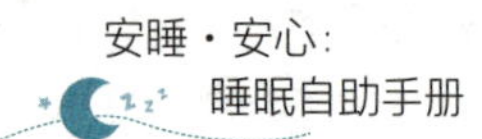

在孕期需要谨慎使用。当以上方法都无效、失眠对孕妇和胎儿的影响大于与药物相关的不良反应时，可在专业医生的指导下，使用相关的安全性较高的药物。

（周盈盈）

我为什么会失眠

失眠是一种常见的睡眠问题，失眠症状主要表现为入睡困难、夜间频繁醒来或早醒，并且白天的工作生活受到一定程度的影响。很多人曾经或正在遭受失眠的困扰，那么人为什么会失眠呢?

失眠可以是急性、间歇性或慢性的失眠，原因也是多种的。睡眠医学专家将失眠众多的原因归类成一个模型——3P 模型，包括：素质因素、诱发因素、维持因素。

素质因素：也可以理解为“失眠体质”，每个人患有失眠的概率是不一样的，可能取决于性别，有研究表明，女性比男性更容易失眠；或者“生物钟”要相对脆弱，缺乏弹性；或者天生就是“夜猫子”；还有一类人群容易紧张和过度思考。

诱发因素：通常指突然出现的诱发失眠的生活事件，如离婚、亲人去世、换了新的工作、退休、育儿等，有调查显示，经历了这些事情的人在当时会有 30% 经历失眠，也有研究显示，经历短期失眠的人群中只有 20% 会发展成为慢性失眠。

维持因素：如果我们天生就是“易失眠体质”，或者无法避免经历一些诱发失眠的事件，那维持因素就是我们唯一可以避免的导致失眠的原因。然而当经历短期失眠时，我们常常为了获得更多的睡眠而采取了一些不恰当的策略，从而导致失眠的持续和加重，如躺在床上时间过长、连续睡不好后白天补觉、延迟起床时间或睡眠时间不规律。这些行为之所以会导致失眠的持续是因为人体只能产生一定时间的睡眠时长，但我们通过长时间躺在床上以此“获得”更多睡眠，得到的结果却是更断续的睡眠和更差的睡眠体验，导致我们对睡眠更加担忧，躺在床上清醒地“等”睡眠会让我们与床之间建立糟糕的条件反射，打破一上床就能睡着的良性条件反射。

另外，过度担忧睡眠、健康问题，用药习惯不当（中午或后半夜补服镇静催眠药），长期高压力状态，使用咖啡、烟、酒、茶等刺激性物质，强光、噪声等睡眠环境的干扰也都是维持失眠不当的行为。

通过列举失眠的原因，相信您也对自己为什么会失眠有了大概的了解。我们知道了为什么失眠，也就可以更加理性地看待失眠这回事，避免不必要的恐慌。生活中避免失眠我们能做的有很多，大家可以仔细分析自己失眠的因素有哪些，并针对相应不恰当的行为做出调整，相信经过生活方式的调整，您的失眠一定会有所改善。

（张安琪）

睡得多

考试时忍不住睡着了，原来是得了发作性睡病

小帅（化名）走出考场后出了一口气，在考场上虽然控制不住睡着了，但好在睡的时间不长，没有太影响考试，而且数学考试期间并没有睡，已经破纪录了，希望有个好成绩……

不知道从什么时候起，小帅开始上课睡觉，起初他以为是对讲课的内容不感兴趣，但在自己喜欢的数学课上也能睡着，甚至有一次因为骑自行车时睡着而摔伤。

小帅因为这个上课好睡的“习惯”而得名“小睡神”，不仅影响了成绩，而且小帅也不再是父母和老师眼中的乖孩子了。他为此很是苦恼。

为此，父母带着小帅看了很多医生，考虑过癫痫、周期性麻痹、抑郁症、精神分裂症等，进行了多次住院治疗，但都没有明显的效果。

后来在北京某三甲医院确诊为发作性睡病，经过治疗后，小帅的病情得到了有效的控制。

看到这里，你是否也会好奇，什么是发作性睡病呢？得了发作性睡病该怎么办呢？这部分人该如何自我调节呢？

什么是发作性睡病

病因和发病机制

发作性睡病是一种罕见病，患病率为0.02% ～ 0.18%。一般起病于儿童青少年期，男性多于女性。

主要表现为不能控制的嗜睡、情绪激动，如大笑时摔倒（猝倒）、“鬼压身”（睡瘫）和睡前幻觉，同时还可能伴有其他睡眠问题，如失眠、梦语、睡打、夜间腿抽动、打鼾等。

可能的发病机制是下丘脑分泌的食欲素异常等。

被误诊情况

发作性睡病的临床表现因为跟其他几种病类似，所以容易被误诊，如小帅在上课和高考时睡觉（不能控制地嗜睡）容易被误诊为抑郁症；大笑时摔倒（猝倒）容易被误诊为癫痫、周期性麻痹等；睡前幻觉容易被误诊为精神分裂症。

另外，上课睡觉还被家长和老师误解是厌学偷懒装病，这也着实冤枉了小帅。

其实，诊断这个病也没有那么困难，如果怀疑是这个病的话，尽快到专业的医生那里就诊，通过整晚多导睡眠监测和多次睡眠潜伏期试验一般就能够确诊。

得了发作性睡病该怎么办

如果得了发作性睡病，也不要着急，这个病可以治，而且一部分患者基本能治愈。治疗原则是药物和心理治疗。

对于药物治疗，医生会针对不同的症状和表现对症下药。所以用药这个工作就交给医生，遵医嘱服药，服药期间如有什么不适及时跟医生反馈。

除了服药之外，很重要的是对发作性睡病这个病的认识和应对，需要了解和做到以下内容。

科学对待

家长或老师要明白这是一种疾病，而不是孩子犯懒不愿学习，所以需要以正确的态度来对待患病的孩子们。

接纳

接纳孩子的病情，积极配合医生治疗。这对患者、对家长都非常重要。

沟通

家长在理解疾病的基础上，跟学校老师做好深入的沟通，让老师理解孩子的表现，配合治疗。反之，作为老师，如果发现课上有孩子不能控制地睡觉，甚至在考试的时候睡着，就要提高警惕，及时跟家长沟通。

平常心

对患者而言，应该以得了感冒一样的平常心对待这个疾病，与疾病共处，合理规划学习和生活。

发作性睡病患者该如何自我调节

保持良好的生活习惯

规律作息，按时上床，定时起床，不熬夜，戒烟酒，避免咖啡因类和高碳水化合物类饮食。研究发现，调整生活习惯，可缓解白天嗜睡，增强药物疗效，减少伴发疾病。

坚持规律“小睡”

白天小睡（短时间睡眠）时间推荐每次 15 ～ 20 分钟，每天可进行 3 ～ 5 次。研究表明，白天规律小睡可持续改善觉醒水平，有助于减少药物的使用剂量。

控制体重

适当进行体育锻炼，保持适宜体重，要注意避免进行危险性的体育活动，如游泳、驾车和登山等。

避免情绪波动

避免进行过于激动的游戏或其他娱乐项目。

及时寻求支持

疾病容易给患者造成较大的心理压力，尤其是儿童和青少年。可以向医生寻求支持，了解疾病症状、应对措施和药物的不良反应等，这可帮助患者减轻心理负担，积极面对疾病。

希望所有像小帅一样的孩子都能坚持治疗，保持良好的生活习惯，坚持规律小睡，照顾好自己。

（胡思帆）

睡得太多对身体有害吗

在讨论人一天应该睡多少小时的时候，大家往往更多关注睡眠不足可能造成的危害，却较少关注睡眠太多是否会有危害。

为什么会睡得太多

常见的原因包括夜间睡眠不足或睡眠质量差、阻塞性睡眠呼吸暂停、昼夜节律紊乱等睡眠疾病所致的后果，或者可能是嗜睡中枢性障碍的核心症状（如发作性睡病和特发性睡眠过度）。也可能与其他疾病状况有关（如神经系统、内分泌、肾脏、肝脏或呼吸系统疾病）、精神疾病（如抑郁），或作为药物的医源性作用而出现。

睡得太多有哪些后果

1. 驾驶危险：睡得太多可能意味着需要更多的睡眠，白天工作时可能会频繁感到困倦，而驾驶时的困倦是交通事故的主要原因之一，所以日间的嗜睡可能带来较为严重的后果。

2. 损害心脏与血管：研究表明，睡得太多与睡眠时间正常的人相比，其心血管疾病的风险增加，发生卒中的风险也有所增加。

3. 认知下降：长时间的白天小睡可能会导致认知能力下降和神经退行性疾病（如阿尔茨海默病）的风险增加。一项研究表明，每天午睡超过 2 小时的男性比每天小睡少于 30 分钟的男性发生认知障碍的风险高 66%；与每日总睡眠时间 6 ～ 8 小时的人相比，每日总睡眠时间≥ 9 小时的人认知下降速度更快。

4. 可能增加糖尿病、癌症等疾病的患病风险。

睡得太多不仅是一种现象，更是一种结果。我们不仅要了解到睡得太多的不良后果，更应该关注睡得太多是何种原因所致，针对原因看待问题才更能获得良好的睡眠。如果是睡眠呼吸暂停（通常见到的“打呼噜”）所致的睡眠过多可以通过减肥、佩戴呼吸机及做手术等方式改善睡眠质量从而减少睡眠时长；如果是嗜睡性的疾病可以通过专业的仪器检查，确诊，再予以相应的促觉醒药物改善睡眠过多，或者积极治疗躯体及心理方面的疾病从而改善睡眠过多。保持合理的睡眠时长，追求良好的睡眠质量才是我们努力的方向。

（张安琪）

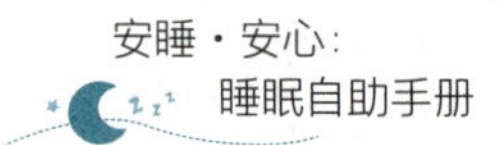

你听说过“睡美人综合征”吗

有一类睡眠疾病，被称为“睡美人综合征”。它以周期性的明显嗜睡为主要表现，严重影响患者及其家人的日常生活，并带来了沉重的经济医疗负担。

睡美人综合征是一种罕见病

睡美人综合征的专业学名是克莱恩－莱文综合征。这种病是一种罕见病，目前准确的患病率仍然不清，为每百万人群中1～2例。迄今为止，文献报告来自各国的病例仅数百例，可见其罕见程度。之所以被关注，很大程度上是因为其特异的表现，以及在精神领域易被误诊成双相情感障碍。国内外数据显示，80%的患者起病于10～20岁，大部分在青春期。

以周期性的发作性严重嗜睡为主要表现

该病首次发作前常有流感样症状或上呼吸道感染，这是一个重要诱因，其他触发因素还有饮酒、头部外伤和劳累等。症状表现主要为周期性的反复发作的严重嗜睡，典型发作平均持续10天左右，发作期间的缓解期平均3个月左右。发作时除了嗜睡，常感觉周围不真实，还常有低落的情绪，容易心烦，爱发脾气等，但是能自动醒来去吃饭喝水和大小便。约三分之二的患者会大量进食，三分之一的患者进食减少，约一半的患者性欲亢进，以男性为主。在发作间期，患者的睡眠、认知、情绪、进食等均正常，似乎和平常没什么不一样。这个疾病还有一个很有意思的表现，发病早期的发作间隔短、频繁，而随着年龄增长，发作的时间、频率和程度都逐渐减少甚至不再发作。

如何诊断

该病的诊断主要靠典型的临床表现和发作形式，但医生对于怀疑该病的患者可以考虑做发作期间的脑电图、多导睡眠监测和其他相关检查，一方面可以排除其他类似疾病，另一方面对于该病诊断有一些提示作用。患者发作期间捕捉的脑电图显示脑电活动总体减慢。多导睡眠监测显示睡眠总时间延长。脑脊液的检查显示细胞和蛋白是正常的。脑部的 CT 和磁共振成像检查无明显异常。

倘若怀疑自己有上述类似的表现，可以前往睡眠、神经或精神门诊评估，完善相关检查后再考虑是否符合该病诊断，切勿过度担心，因为这是个极其罕见的疾病。

（陈　云）

人有惰性，睡眠也有惰性

俗话说“一日之计在于晨”，早晨似乎本应是经过一晚睡眠后精力最充沛的时候，但对于很多人来说，睡醒之后总会有一段迷迷糊糊的时间，仿佛还没有完全从睡眠状态脱离。从睡眠医学的角度来看，这很可能是因为睡眠惯性。

什么是睡眠惯性

惯性是一个物理学概念，是指作用在物体上的外力为零时，物体会保持其原本的运动状态不变。这种现象可以理解为对状态改变的阻抗。在睡眠方面也存在类似的现象。睡眠惯性（sleep inertia）也可译为睡眠惰性，是指从睡眠中觉醒后仍然处于一种半睡半醒的状态：昏昏沉沉、反应迟缓、警惕性低、渴望重返睡眠，可以方便地理解为“醒了，但没完全醒”。睡眠惯性的程度可强可弱，影响的效果可持续几分钟至数小时。睡眠惯性的原因尚不明确，目前仍在研究中，可能与大脑中腺苷的水平在清醒时积累、在睡眠时清除有关，也可能与体温变化的睡眠节律相关。睡眠不足会增加睡眠惯性，摄入咖啡因则会减轻睡眠惯性。

睡眠惯性是一种正常现象，起床困难是非常常见的体验。葡萄牙的一项调查研究显示，42% 的青少年几乎每天早上都难以起床。成年后随着年龄的增长，这种情况总体上会有所减轻。而且在大多数情况下，我们能自然地逐渐摆脱睡眠惯性，清醒地开始生活与工作，不会特别为此事而困扰。

睡眠惯性是需要担心的事情吗

在患有某些睡眠疾病时，会表现出更严重的睡眠惯性：

（1）睡眠呼吸暂停低通气综合征：往往会有打鼾（打呼噜）的表现，由于睡眠时呼吸道不通畅、大脑供氧不足，早晨醒后会感觉非常困倦、嗜睡；

（2）发作性睡病：表现为长时间每天都出现难以控制的嗜睡，甚至有时会突然倒地，入睡时可能出现幻觉，夜间睡眠紊乱、易醒多梦，醒来时可能出现短暂的全身不能活动、不能说话；

（3）特发性过度嗜睡：表现为每天都出现难以控制的嗜睡，总睡眠时间长，但不会出现突然倒地的情况。此外，心境障碍的患者也可能会具有更强的睡眠惯性，例如抑郁障碍、双相情感障碍的患者。

总的来说，如果在睡眠时间充足的情况下仍然有很强的睡眠惯性，以至于明显影响自己的日常生活，就需要警惕是否患有睡眠或情绪方面的疾病。这种情况下，应该尽早就诊精神科或睡眠医学科门诊，由专业的医生进行诊断和治疗。

（李朝伟）

睡得多是病吗

你每晚睡几个小时呢？一般来说，睡眠在 7 ～ 8 小时比较健康，但可能有一部分人的答案比这个时间更长。一部分人，睡够了 8 小时，也还是会觉得没有得到充分的休息，白天依然会困，也有一部分人，每晚睡眠不足 6 小时，也依然能精力充沛地完成第二天的工作。

那需要的睡眠时间比别人长，是一种病吗？其实不是。所谓“正常”的睡眠时间，对每个人来说都是不一样的。我们平时所说的“正常”指的是经过统计得来的平均睡眠量，而每个人的睡眠时长是受时钟基因和其他基因影响的，也就是说，我们每个人每晚需要的睡眠量，天生就不一样。

确实有这么一部分人，他们天生就需要比同龄人更长的睡眠时间，成人的睡眠时间达 10 小时以上，或儿童青少年的睡眠时间超过同年龄组均值 2 小时，被称为“长睡眠者”。据统计，大约 2% 的男性和 1.5% 的女性报告每夜至少睡眠 10 小时。这部分人，虽然睡眠时间长，但是睡眠的效率、结构、生理功能及节律都基本正常。

那么怎么判断自己是长睡眠者，还是嗜睡症呢？首先，长睡眠者的睡眠模式一般从童年就开始形成，在青春期固定并且持续终生，某些原因导致的嗜睡症起病较急，并没有从童年就开始出现症状；另外，长睡眠者如果睡够了他们所需的睡眠时长，会得到充分的休息，精力充沛，元气满满，不会再有白天嗜睡的体验。

通过这些简单的判断方法，如果你发现自己是“长睡眠者”，那么对你来说最重要的就是找到适合自己的睡眠时间，每晚睡够自己需要的睡眠时间，建立规律的睡眠节律。

如果睡得很多，但白天依然很困，甚至出现在白天不受控制地睡着，甚至跌倒，那么这可能真的是一种病了，需要进一步寻求医生的帮助。

（周盈盈）

吃了药总犯困，我该停药吗

50 岁的王女士失眠多年，经过药物治疗，睡眠很快改善了，但早上经常起不来床，白天容易犯困。王女士一方面担心自己吃药会一直犯困，另一方面又担心停药会再次失眠。

类似王女士的情况，医生一般会先判断犯困是疾病本身的问题还是服用药物后相关的症状。在排除第一种可能性后，本文主要讨论与药物相关的犯困。

在精神科具有镇静催眠作用的药物引发犯困的可能性较大，如安定类药物（苯二氮䓬类和非苯二氮䓬类），部分具有镇静作用的抗抑郁药以及抗精神病药、心境稳定剂等，在服用后除了发挥本身的治疗作用外，还可能会引发犯困。

吃药后犯困的常见原因

首先，使用的药物本身具有较强的镇静作用。其次，药物的半衰期会影响药物在体内发挥作用的时间，半衰期较长的药物，在白天，尤其是上午，更容易犯困。对肝 / 肾功能障碍者或老年人，用药时也会考虑药物代谢或消除减少而导致体内蓄积的可能。此外，药物剂量偏大或因个体差异也容易在一些人中

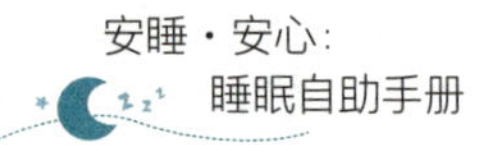

出现白天犯困的情况。

常见处理方法

一般而言，会引起困倦的药物尽可能在晚上或分顿服用，以减少对白天功能的影响。在使用药物初期或加量过程中出现的犯困，大多数时候会随着个体对药物的适应而逐渐减轻。如果持续犯困不能缓解，对日间学习工作及生活社交等方面影响严重，医生会结合病情考虑调整药物剂量或类型。此外，当犯困明显时，可通过检测血中药物浓度以排除药物过量累积的情况。

因此，服用精神科药物出现犯困的情况在临床上往往并不少见。当犯困影响到你的生活时，可以及时前往医院，寻求专业的指导，积极和医生沟通病情，切勿自行停药，以免引起病情波动。

（娄思佳）

光疗真的能缓解我的困意吗

光疗，顾名思义是光照治疗，作为物理治疗方法，具有安全、绿色的优势，已经应用在多种精神疾病的治疗中，常见的有季节性抑郁、抑郁症、双相情感障碍和阿尔茨海默病等。在睡眠方面，光疗在失眠、昼夜节律紊乱等疾病中也有应用。尽管光疗目前在国内尚未系统地进入医疗机构，也未纳入医保范围，但国内外的研究验证了其安全性和有效性。

光照治疗有哪些基本参数

光照治疗包含多个基本参数，光照强度、不同波长的光、光照时间和光照疗程等，不同的参数可能带来不同的效果。亮白光治疗是目前主流的治疗方法，选用光照强度 2500 ~ 10000lux 的全光谱亮白光，高低强度对治疗均有效。亮白光在抑郁症和失眠的治疗中逐渐成熟，国内外多项研究证实了它在抗抑郁和治疗失眠中的作用，并且安全性良好。有色光的治疗一般选取短波长的光，尤其是蓝光，对于昼夜节律系统有一定的作用，可以使生物钟保持一定的内在同步。480 nm 左右的蓝光可有效影响人的昼夜节律，还可以对记忆和情绪产生积极作

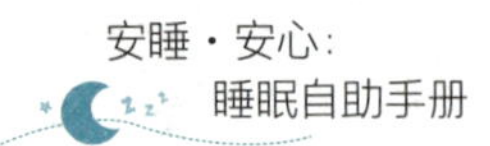

用，所以又被称为有益蓝光。一般情况下，进行光照治疗时，我们可以照常工作学习，不必等治疗结束再进行其他活动。

困意的原因决定治疗方式

困意是一种思睡，在该工作学习的时间段犯困。倘若仅是休息时段或者符合作息规律的困意，则是提醒您该睡觉休息的标志。如果困意影响到白天的工作学习，且是晚上的失眠导致的，那么上午时段进行中高强度的亮白光治疗是个不错的选择，如果您伴有一定的抑郁情绪，亮白光还有改善情绪的作用，或可一举两得。如果困意是倒班或者时差所致，那么晚上短时间暴露在中等强度的光照下可以减少嗜睡，而暴露在高强度的光照下则可以通过改变昼夜节律来改善睡眠。近年来也有通过蓝光改善嗜睡的研究。

无论您是什么原因的困意，建议还是先去医院睡眠门诊进行系统的评估，很多内科和精神科疾病都可能存在持续困意或嗜睡的症状，原发疾病的治疗也是非常重要的一环，还需要考虑是否有药物因素等，光疗方案需要医生根据您的情况个体化制订。

（陈　云）

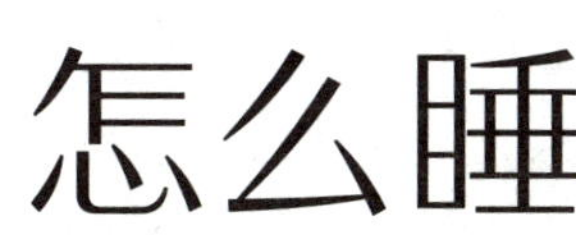

怎么睡

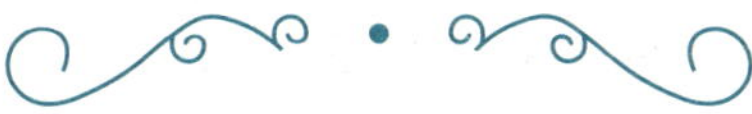

晚上不愿睡，白天不想起！睡前拖延的你，可以试试这个方法

你会主动选择熬夜吗？你有夜深了还不想睡的体验吗？

“晚上放不下手机，玩游戏、刷视频、看小说……如果让我停下这些去睡觉，也不是不能，但就是不想。”

“夜幕降临，躺在被窝，完全放松，享受一天中属于自己的时光，也不是不困，就是想再等等。”

“早睡养生的道理我都懂，但是想到第二天起床后，继续面对单调和无聊的生活，我更愿意用熬夜来抵抗内心无尽的沮丧、无聊、迷茫……”

明明很困很累，但还不想睡的你，是否好奇为什么睡觉这件事情也会被拖延？

第二天状态不佳的你是否也想调整下自己呢？

什么是睡前拖延

睡前拖延，又称主动熬夜或报复性熬夜，是 2014 年荷兰学者 Kroese 等人引入拖延领域的一个新概念，指人们在可以自由选择的前提下，依然不能按照计划的时间上床睡觉。

判定标准是：

（1）推迟上床睡觉的时间；

（2）缺乏正当的拖延理由；

（3）可预见的糟糕后果：躯体不适（皮肤受损、眼睛干涩、视力下降、头脑昏沉、肠胃不适等），记忆力下降、注意力不集中、反应迟钝、精神萎靡等。

研究发现，白天压抑自己欲望的次数越多，夜间越可能出现睡前拖延，这可能是出于过度补偿心理机制。

当人感觉自己不能控制自己的生活，就会非常消极，寻求“补偿”的冲动也会更强烈。

研究表明，熬夜的人也可能由于拖延洗澡、刷牙、换睡衣等一系列睡前日常活动而导致睡眠时间延迟。

如何避免睡前拖延呢

1. 营造舒适的睡眠环境

黑暗、安静、舒适、温馨的睡眠环境能让身体快速放松平静下来，进入睡眠休息状态。

至少在睡前 2 小时关灯或将床头灯调暗，将电子设备上的蓝光屏设置为夜间模式，促进褪黑素的分泌，增加困意。

2. 做好睡前的准备工作

将洗漱时间提前，如回家后就卸妆、洗澡、换睡衣等，这会给人有效的心理暗示，提醒我们到了预定的入睡时间，就可

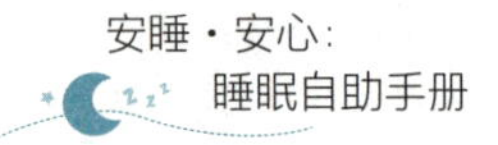

以直接睡觉。

3. 设置弹性睡眠时间

将上床睡觉的时间设定在一个时间范围内，而不是强制一定要在某一固定时刻。比如，应该计划在晚上 11 点～ 12 点准备入睡，而不是设定在晚上 11 点必须睡觉。

4. 设定睡前提醒闹钟

设定一个睡前30分钟提醒闹钟，闹钟响起来后，放下手机，远离兴奋源，将注意力从游戏或看剧等娱乐中转移到睡觉上去。

用这 30 分钟的时间，可以拉伸身体、放松冥想或做一些轻松的事情促进睡眠。

5. 养成健康的生活方式

规律作息，合理膳食，适量运动。夜间不管几点入睡，都需要每天在固定时间起床。起床后拉开窗帘，让室外的光线照进房间或进行户外活动。

身体是革命的本钱，愿我们从现在开始，做一个不主动熬夜的人，祝福你我好眠好梦。

（胡思帆）

该睡睡不着，该醒醒不了！上夜班的你，这个方法用过吗

你需要上夜班吗？

上夜班的你是否经常在上班时打瞌睡，下班后却难以入睡呢？

你的生活规律有没有常常被夜班打破呢？

夜班会不会影响你的家庭生活和人际交往呢？

世界上大约有 20% 的人跟你感同身受，那么上夜班的你，该如何做来改善这种情况呢？

夜班前小睡

在上夜班前 14:00 ～ 18:00 小睡 90 ～ 180 分钟，减少“睡眠债”。

保持睡眠环境安静幽暗，避免强光和电子设备屏幕。

合理膳食，准时吃正餐，不吸烟，不饮酒。

夜班中提神

小睡联合咖啡因可提高警觉状态，改善工作表现，恢复精力体力。

推荐夜班中进行 10 ～ 30 分钟的小睡，不宜超过 30 分钟。

适量摄入咖啡因（咖啡、茶等），但睡前3小时内不宜饮用。

少量加餐，消除饥饿引起的肠胃不适，但应少吃甜食。

处理重要事情时，加强检查，避免出错。

夜班后休整

夜班后休整主要原则是及时补觉，适量户外活动，保持规律作息，享受社交生活。

（1）下班途中减少自然光线的刺激，勿暴露在强光下，可佩戴墨镜。

（2）回到休息的地方后，保持规律的进餐时间，不要饿着肚子睡觉。

（3）睡前静坐或者慢慢拉伸身体，舒缓紧张的神经和身体，然后卧床休息。

（4）准备睡觉前，把窗帘拉紧合上，保持睡眠环境安静、幽暗、舒适。

（5）小睡 90 ～ 180 分钟，醒后尽可能去户外活动，或参加人际社交。

（6）接下来几天如果没有夜班，白天尽量避免小睡，以便从夜班中调整过来。

（胡思帆）

不开心！不想睡！超 50 万人的研究显示晒太阳就能解决它

适度进行太阳光照射是调理情绪和睡眠的有效方法。

接触日光照射，促进维生素 D 和血清素的产生，抑制褪黑素的分泌，能有效预防或改善失眠和抑郁，从而让你的睡眠心理保持在一个良好状态！

白天光照不足警惕抑郁和失眠

如今很多人主动喜欢宅在室内或被动处于封闭环境中，接触阳光照射少，加上冬季日照时间短，这常常会导致情绪和睡眠问题。如果你开始出现颓废消极、烦躁易怒、疲乏无力、提不起精神、睡不着觉等现象，那么你需要对此予以关注，警惕抑郁或失眠的发生。

莫纳什大学研究团队对英国生物样本库中的 50 多万成年人进行观察，发现白天光照不足可能是导致抑郁和失眠的重要因素，并强调获得足够的日光照射是确保人们身体发挥最佳功能的必要条件。

善用太阳光助你好眠好心情

日光通过刺激大脑释放“快乐因子”血清素，抑制大脑松果体分泌褪黑素，帮助皮肤生成维生素 D，从而调节生物节律，改善睡眠质量，缓解抑郁情绪。

你需要如何做能达到上述效果呢？

（1）早晨起床后拉开窗帘，让阳光照进房间里。

（2）白天适量进行户外活动，让身体享受阳光照射。

（3）在阳光下摊开双手，掌心朝向阳光，可舒缓疲劳，清心安神。

（4）避免阳光直射眼睛。

（5）不外出活动时，白天尽可能靠近明亮的窗户旁活动。

（6）推荐醒后到上午 10 点前进行日光照射，建议每天坚持 30 分钟左右。

（胡思帆）

医生说的规律作息，原来需要这样做

信息化时代，我们很容易了解到很多感兴趣的信息。比如，长期生物钟紊乱会导致失眠，增加糖尿病、肥胖、肿瘤和抑郁症的患病风险。

又比如，睡眠觉醒与自然生物钟错位的人，更容易导致抑郁和焦虑，主观幸福感也更低……这都表明养成规律的生物钟至关重要。

那么，我们该如何科学合理地让自己养成规律作息呢?

科学易懂的知识是行动的前提

生物钟是为了适应周围环境变化而形成的内在节律，大约以 24.2 小时为一个周期，控制着身体一系列生理过程，包括睡眠觉醒、激素分泌和代谢循环等，对健康发挥着至关重要的作用。

人体内的生物钟分为大脑生物钟和外周时钟两个系统，大脑生物钟位于人体下丘脑的视交叉上核，而外周时钟分布在人体的各个部分。

可以想象自己身体里有一个钟表，不同时间有不同的生理活动。如果没有按照这个时间去做，就相当于拨乱了钟表的指针，使生理活动陷入紊乱，这种紊乱轻则影响睡眠，重则影响工作和生活。

行之有效的方法是坚持的根本

固定起床时间，不睡“回笼觉”

从行为上解决睡眠问题的第一步是固定起床时间。不管晚上睡眠如何，早晨需坚持在固定时间起床。事实上，让自己在固定的时间起床要比强迫自己按时上床睡觉容易得多。

需要注意的是，早晨醒后建议使用 3 个一分钟，即醒来后在床上躺一分钟，然后在床头靠一分钟，接着双腿在床沿下垂一分钟后再离开床。

白天适量活动，饮食要规律

研究表明，固定就寝时间和进餐时间，以及适度参与社交活动是有效调整生物钟的方法。坚持户外活动，适当晒太阳，可增强人体免疫力，促进激素的合成与分泌，有利于快速调节生物钟。

但要注意运动结束时间距离睡眠时间尽量保持在 3 小时以上。此外，保持一日三餐的规律性，晚餐不要大吃大喝或吃不易消化的食物，睡前不要饮酒。

做好睡前准备，上床就犯困

建议睡前一小时调暗灯光，睡前半小时尽量避免使用电子设备。睡前可进行放松活动，如听轻音乐、拉伸身体、折叠衣服、泡泡脚等。

尤其重要的是，养成上床就困的习惯，不困不上床。床只用来睡觉，不要在床上看电视、听广播、玩手机、吃东西等。

规律作息是维护健康的关键因素之一，我们不妨从现在起，起居有常，饮食有度，规律锻炼，照顾好自己，用饱满的热情，去追求想追求的未来。

（胡思帆）

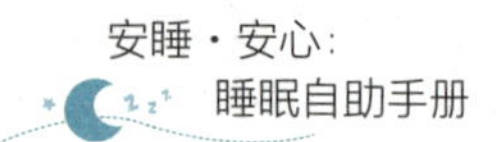

一定要睡足 8 小时才叫睡得好吗

日常生活中，我们常常会听到别人说“人一天要睡够 8 小时”。“8 小时睡眠”的观念在很多人心中根深蒂固，认为只有每晚睡满 8 小时才算睡得好。如果没有睡够 8 小时，就会感到焦虑，觉得自己这一天会什么都做不了，以至于白天大部分时间躺在床上补觉。其实，8 小时睡眠的理论并不科学。

什么是好的睡眠

针对不同年龄段的群体，《健康中国行动（2019—2030 年）》提倡：小学生每天睡眠 10 小时，初中生每天睡眠 9 小时，高中生每天睡眠 8 小时，成人平均每天睡眠 7 ～ 8 小时。

充足的睡眠可以促进身体健康，但睡多了可能会增加患病风险，所以并不是睡的时间越长越好。研究表明，中老年人晚上睡觉时长达到 9 小时或者更多，患高血压、糖尿病、中风等疾病的风险增加。

研究发现，一些“熬夜基因”，如携带 DEC2 基因突变的人，平均睡眠时间为 6.25 小时，ADRB1 基因的携带者每天只需睡 5.7 小时就可以精力充沛，有些人甚至只需 4.5 小时即可。

由此看来，一个好的睡眠不一定时间长，而是睡醒后感觉精力充沛，没有不适，在白天可以比较好地恢复身体机能，精神状态比较好。因此，仅凭睡眠时长来判定睡眠的好坏是不正确的，我们还要关注睡眠质量。

什么是优质睡眠

2017 年，美国睡眠协会发布了一份“睡眠质量建议”，里面有关于优质睡眠的自测，其内容为：①能在 30 分钟内入睡。②每晚醒来 5 分钟以上的次数不超过 1 次。如果是 65 岁以上的老年人，每晚醒来 2 次也属正常。③醒后在 20 分钟内能够重新入睡。人在半夜醒后的 10 ～ 15 分钟内，身体还处于“未唤醒期”，可以快速重新入睡。④在床上，有 85% 的时间在睡觉。你可以用睡眠效率公式（睡眠效率 = 睡眠时间 / 在床上的时间）算出睡眠好坏。

最后，希望你能正确看待睡眠时间，找到适合自己的睡眠时长，精力充沛地迎接每一天！

（王　丽）

一些助眠小技巧，送给半夜醒来，想快速入睡的你

你有过半夜醒来的经历吗，醒来后看着周围漆黑的夜晚，难以入睡的你是否会想开灯或打开手机看下现在几点了呢？这时是该继续让自己努力入睡，还是躺在床上打开电视刷剧、玩手机呢，或者是干脆起床“嗨”到天亮呢？

下面，我们将分享一些助眠小技巧，帮助半夜醒来的你再次入眠。

调整呼吸，缓解焦虑

半夜醒来的你，想要再次入睡的关键在于：不抱有“尽快再次入睡”的期望，你只需要使用舒服的方式躺在床上，专注于你呼吸的节奏。

首先，嘴唇微闭，使用鼻子吸气，并在心里默数 4 秒，然后憋气 7 秒，接着嘴唇微张，用嘴吐气，像吹气球一样，用 8 秒将气吐完，如此重复 3 ～ 5 次，放松的你很快就会甜美入睡。

想象美好，放松身心

想象放松的风景或画面有明显的助眠效果，可以试试在脑海中想象你最喜欢的景色（大海，沙漠，河流等）或温馨的画面（爱人的抚摩、沐浴时温水流在身上暖暖的感觉等）。

把注意力集中在这些美好的、温馨的想象细节上，帮助你转移注意力，放松身心，酣然入睡。

起床活动，科学助眠

若躺在床上 15 ～ 20 分钟依然睡不着，起床活动或离开卧室，待再次有睡意时再回到床上，这对改善睡眠有明显效果。

这是因为睡不着硬躺在床上试图入睡，会让大脑持续处于高觉醒状态，让你更难入眠，此时不如起床走走，做些单调无聊的事情，有助于放松身心，进而更好地重新入眠。

健康习惯，助你好眠

半夜醒后起夜时，需尽量将照明控制在最小程度，避免刺眼的光线，可以开夜灯、壁灯，甚至不开灯。

醒后口渴时，应喝温水，不喝凉水或饮料。尤为重要的是，即使晚上没睡好，每天也要固定时间起床，如果起床的闹钟没响，半夜醒后不能看时间，因为起夜时确认时间会让你变得更加焦虑。

（胡思帆）

夜猫子，早起鸟，你属于哪种睡眠类型

如果你在晚上 9 点就昏昏欲睡或者早上在十几个闹钟的唤醒下才能艰难起床，可能不是因为懒惰，而是由于睡眠时间型不同导致。

时间型是个体对昼夜节律的偏好

根据个体睡眠习惯，以及在进行各种活动（如运动、工作、饮食等）时对早晨或傍晚时间的偏好，将时间型划分为清晨型（“百灵鸟”型）、中间型、夜晚型（“猫头鹰”型）。

在成年人群中大约 60% 属于中间型，清晨型和夜晚型各占 20%。

时间型是一种相对稳定的状态

清晨型特点的人会早睡早起，在早上或上午完成学习工作任务时的效率要好于下午或晚上；夜晚型的人习惯晚睡晚起，同时下午或晚上的状态要更好；中间型介于两者之间。

时间型常常受到遗传、性别、年龄、身体活动和环境的影响，如与男性相比女性更倾向于清晨型，与年轻人相比老年人会更倾向于清晨型。距离赤道越远，接受日光照射的强度越低，个体睡眠时间类型就越趋向于夜晚型。

时间型与个体睡眠心理健康相关

如果一个人晚上不睡，整个上午睡觉，中午起床，这种睡眠 – 觉醒模式与周围环境不同步，日间工作学习、社交都会受到不同程度的影响。

夜晚型个体与吸烟、饮酒和摄入含咖啡因饮料的可能性增加有关，更容易患肥胖和 2 型糖尿病。相比于其他睡眠类型，夜晚型更可能出现失眠、抑郁、焦虑等睡眠心理问题。

不管是“百灵鸟”还是“猫头鹰”，并没有绝对的好与坏，但总体而言，清晨型和中间型的个体更容易适应工作、学习和社交等绝大多数的社会节律，主观幸福感会更高。夜晚型更擅长推理，可以长时间熬夜工作，对倒班工作的适应和耐受度更高。

在了解了自己的时间型之后，合理安排工作学习和休息的时间。必要时，可以在专业医生的指导下调整睡眠节律。

（娄思佳）

上夜班的人该怎么睡

夜班、睡眠与健康

夜间工作会扰乱人体正常的昼夜节律系统，上夜班的人可能会出现睡眠问题，如夜班期间或之后的嗜睡、夜班后白天睡眠恢复较差、失眠等。此外，与夜班有关的职业事故，以及肥胖、糖尿病和冠心病等疾病的风险也将增加。

对夜班的适应能力因人而异，在夜班工作中，女性可能更加难以耐受夜班带来的影响。研究发现，具有长 PER3 基因多态性的人有清晨型睡眠节律的特点，这类人群从事夜班工作会更容易疲劳，比中间型和夜晚型人群更难以适应夜班。

上夜班的人什么时候睡觉合适

（1）在没有办法避免夜班的情况下，尽可能保持规律的夜班模式和固定的节奏。

（2）在第一个夜班工作开始前，减少睡眠不足，夜班当天的早上不受常规起床时间的限制，可以睡到“自然醒”，并通过下午小睡来补充睡眠时间。

（3）如果工作性质和时间允许，夜班期间可安排小睡，小睡时间保持在30分钟以内，以避免醒来后的睡眠惰性。

（4）下夜班后补觉，尽可能提高睡眠质量和持续时间，如回家的路上避免明亮的光线（戴墨镜）以及电脑和手机等电子设备的蓝光；使用遮光帘、眼罩、耳塞营造黑暗、安静的睡眠环境；相对较冷的温度有助于睡眠；睡觉前至少6小时内避免摄入含有咖啡因或尼古丁等兴奋性物质。

上夜班的人还要注意些什么

饮食方面，消化系统同样遵循日夜节律特点，胃的排空、肝胆和胰腺的消化功能以及葡萄糖耐量在夜间都会降低。所以建议在夜班前进食正餐，然后在轮班期间避免过多地进食，以保持胃肠道的舒适。

运动方面，规律运动对于夜班者的睡眠总时间影响不大，但对缩短入睡时间和提高睡眠效率有一定帮助。

药物方面，不建议使用镇静催眠类的药物，因其可能会造成下一个夜班的困倦、嗜睡以及药物依赖问题。

总之，为了更好地适应夜班，我们可以在专业医生的指导下，采取多种干预方法建立个体化的应对夜班睡眠的策略。

（娄思佳）

哪些方法可以帮助入睡

你有没有经历过这样的场景，第二天有很重要的事情要去做，但是夜里却怎么都睡不着；或者你已经持续一段时间难以入睡，每到睡觉时间就看着天花板发愁今晚该怎么做才能睡着。无论你现在处在哪种境遇下，希望下面的方法可以帮助你入睡。

营造舒适温馨的睡眠环境

选择适合自己的床和枕头。过软和过硬的床垫都会使脊柱得不到合适的支撑，体形正常的成年人可以选择软硬适中的床，体形偏胖的成年人、婴儿、青少年、孕妇、老人可以选择稍硬的床。枕头要选择高度适中、对头部和颈部都有支撑的，如波浪形的枕头。

创造良好的睡眠条件。适宜的温度和湿度、较暗的亮度、没有噪声的环境对快速入睡有很好的促进作用。也可以根据自己的特点选择听一些单调、温和的“白噪声”辅助入睡。

转移注意力，放松身心

睡前不要过多思考工作或学习上的事情。请记住，良好的睡眠可以让你更有精力、更专注地解决生活上的问题。

当你正面临失眠时，不要专注于失眠这件事情，可以告诉自己："睡不着就睡不着了，没有关系"，这样可以让大脑放松下来，反而更容易入睡。

睡前不要做对身心有刺激性的事情，如暴饮暴食、玩高对抗性或需高度集中注意力的游戏、剧烈运动、喝浓茶或者咖啡，等等。

睡前半小时可以洗个热水澡，在舒适的环境里做正念冥想，专注于呼吸，通过呼吸来感受身体随着呼吸的浮动进而达到放松的状态，使身体放松下来。

可以把闹钟放到看不见的位置，减轻对自己失眠的心理暗示。

白天适当活动

白天尽量减少卧床时间，午休最好不要超过半小时。

白天进行适当的户外活动，每周可以进行 3 次，每次至少 30 分钟的中等强度有氧运动。

保持规律的作息

如果想要长久地保持快速入睡的能力，则需要有规律的睡眠时间，可以根据自己工作学习的习惯，固定时间上下床，建立起自己的生物钟，不要随意打破。我们的生物钟是最好的入睡“助手”。

另外需要注意的是，如果当以上方法都用过后，失眠现象仍频繁发生，并且严重影响到日常工作、学习和生活，请及时到医院就医，在医生的建议下进行失眠认知行为疗法或者药物疗法，不要自行服用安眠药，避免产生药物依赖及其他不良反应。

（卢盼盼）

睡前可以运动吗

多年来，关于睡前是否可以运动这一问题一直存在争议。在准备睡觉时，我们身体的体温下降，心率减慢，脑电波变慢。运动会导致核心体温升高、心率加快和不利于睡眠更高水平的觉醒。按照这一逻辑思路，建议在入睡前的 3 小时内不进行剧烈运动。

然而，最近的研究发现，夜间运动可能不会产生这些对睡眠的负面影响或使早上昏昏沉沉，甚至可能增加恢复性深度睡眠的比例。运动有助于减轻焦虑和抑郁，帮助大脑放松来准备入睡。它还会引起体温的急剧上升，然后逐渐冷却，模仿昼夜节律的自然波动，为睡眠做准备。一些研究还发现，晚间运动可通过帮助人们更快入睡、减少夜间觉醒并增加慢波睡眠时间来改善睡眠质量。一项调查发现，大多数在晚上 8 点或更晚时间运动的人会很快入睡，体验充足的深度睡眠，醒来时会感到休息充分。

然而，高强度运动后较高的核心温度可能会延迟睡眠，影响睡眠质量，并引起更多的夜间觉醒。因此，睡前 1 小时的剧烈运动可能会影响睡眠效率和总睡眠时间。为了安全起见，通常建议失眠患者至少在睡前 4 小时进行轻至中度运动。

由于对深夜运动的人的调查结果各不相同，因此您应该根据最适合您的睡眠时间表来确定运动时间和强度。某些运动可能更有益于睡眠，如瑜伽、轻度伸展运动和呼吸练习等。

（孙琦清）

怎样通过饮食和运动来提高睡眠质量

饮食、运动和睡眠之间的关系

饮食、运动和睡眠是健康生活的三大支柱，三者以复杂又紧密的方式相互影响。

饮食

饮食和营养几乎影响身心健康的方方面面。研究表明，将健康的饮食与适当的运动相结合比单独改善饮食更有益。我们吃的东西会影响睡眠质量和睡眠持续时间。咖啡因会使人更难入睡，因此在睡觉前应避免摄入咖啡因。临睡前进食会导致睡眠中断。饮食中含有过多的卡路里或脂肪可能会让人更难获得充足的睡眠，饮食中缺乏钙、镁和维生素 A、维生素 C、维生素 D 及维生素 E 等关键营养素也是如此。

运动

大量研究表明，不管运动方式和运动量如何，经常运动都可以改善睡眠。通常，在下午或傍晚运动有助于睡眠。睡前进行的运动可能会升高核心温度和提高警觉性，从而加剧睡眠问题。

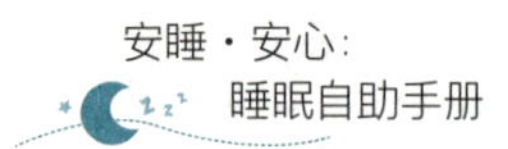

运动还可以降低失眠、阻塞性睡眠呼吸暂停（OSA）和不宁腿综合征（RLS）等睡眠问题的风险。研究发现，运动可以减少失眠患者的睡前焦虑并改善睡眠质量，同时还能改善睡眠质量并减少日间疲劳。

睡眠

睡眠可以帮助身体和大脑恢复。如果缺乏足够的睡眠，人们往往会暴饮暴食并选择不健康的食物。睡眠不足会影响身体释放生长激素释放肽和瘦素，这两种神经递质会告诉我们的大脑何时消耗卡路里。睡眠不足的人更容易被高热量食物吸引。此外，长期睡眠不足也与腰围增大和肥胖风险增加有关。

睡眠让肌肉组织在运动时恢复。充足的睡眠对于运动精力也很重要，一方面，睡眠不足会导致白天身体活动减少，运动时肌肉力量下降。另一方面，睡眠不足也会影响运动的安全性，据报道睡眠不足的人更容易发生运动损伤。

通过饮食和运动改善睡眠

虽然大多数人知道饮食和运动是改善健康的两种重要方式，但睡眠卫生却常常被忽视。如果您希望改善睡眠，那不妨从改善睡眠卫生开始。以下是一些通过饮食和运动改善睡眠卫生的提示：

不要吃得太晚：吃完大餐后一定要给身体时间消化。尝试在晚上早点吃晚饭。

避免咖啡因：少喝或不喝咖啡、能量饮料和苏打水等。如果必须摄入，尽量控制在一天的早些时候进行。

增加身体活动：定期运动以改善您的睡眠。虽然白天的任何运动都很好，但每周进行几天定期、适度的运动会更好。尽量避免在临睡前运动，运动后让身体在睡觉前有几小时的放松时间。

多晒太阳：尝试户外运动，因为白天暴露在自然光下可以帮助您的身体节奏与自然睡眠节奏保持同步。

（孙琦清）

你听说过睡眠呼吸法吗

你是否听说过深呼吸可以缓解紧张？其实呼吸放松的方法也可以帮助睡眠。

睡眠与呼吸

睡眠的发生是一个复杂的过程，其中一部分会受到自主神经的调节。自主神经（也称“植物神经”）系统包括交感神经系统和副交感神经系统。交感神经兴奋，一般是在运动后、情绪激动或遇到压力时，以便“战斗或逃跑”，而副交感神经兴奋，多在安静休息或进食消化时，以便“储能”。当我们从觉醒过渡到睡眠时，副交感神经张力随之增加，呼吸频率减慢并且变得更加规律。

因此，通过调整呼吸频率使副交感神经活动增加，让身心放松、平静下来，可以帮助我们更快地入睡。

常见的呼吸放松法

膈肌呼吸放松法：又称深呼吸放松法，吸气时，腹部鼓起，屏气几秒钟，逐渐呼出气体。呼气时，尽量排出肺内气体，腹部收紧。在这个过程中注意减慢呼吸速度，尽量将呼气的时间长于吸气的时间，通过收缩横膈肌从而达到放松状态。

4–7–8 呼吸法：具体方法见本书 128 页。整个过程中我们的舌尖都保持在一个位置，即舌轻抵上颚。不要过于专注数数，也不要过分地吸气、呼气，保持呼吸缓慢、深长、均匀。

放松呼吸法：呼吸可以和身体肌肉紧张及放松结合起来，吸气时保持紧张，呼气放松，来放松颈部、背部等容易紧张的部位。一般吸气 4 秒，呼气 8 秒，但不一定是这个时长，频率放慢，保持呼气时是吸气时间的两倍即可。

呼吸冥想法：将注意力放在你的呼吸上，感受气流在一呼一吸之间的变化。当我们以这种方式聚焦时，注意力就从繁杂的想法和情绪中抽离，而放在像呼吸这样的自然而然的活动上，以达到平静的状态。

以上的这些方法我们都可以去尝试练习，找到一种最适合自己的方法，来帮助自己睡前放松，更快地入睡，获得良好睡眠。

（娄思佳）

想要拥有好睡眠，在睡前4小时你可以这么做

1. 拒绝咖啡因

咖啡因的代谢至少需要4小时，睡前4小时服用咖啡因会影响正常的睡眠，让我们变得警觉，而且咖啡因对睡眠的影响呈剂量—反应关系，所以对咖啡因敏感的人群尤其需要注意。不仅需要避免咖啡饮品，奶茶、可乐及能量饮料中也含有较多的咖啡因，也应尽量少喝。如果需要饮用饮品，可以关注一下包装物上的配料表。

2. 拒绝尼古丁

有研究表明，无论是吸烟还是通过药片或贴片给药，都会导致睡眠的受损。尼古丁会破坏人体正常的睡眠结构，它也会和咖啡因一样让人保持觉醒。

3. 拒绝酒精

睡前饮酒会缩短入睡的时间并且增加深睡眠的时长，所以很多人感到睡前小酌一杯会睡得更香，但酒精会使睡眠的后半段变浅，变得碎片化。而且睡前饮酒量越大，睡眠受到的影响也就越大。另外，习惯性的饮酒会增加酒精成瘾的风险，所以

平日里尽量不要饮酒，睡前拒绝使用酒精助眠。

4. 适当锻炼，拒绝剧烈运动

大量的研究表明，经常运动，包括睡前适量运动有助于身心健康，也有利于提升睡眠质量，例如会缩短我们的入睡时长，增加深睡眠的时长，延长睡眠总时间。但要注意，睡前 4 小时以内进行剧烈运动，尤其是距离睡眠时间越近越不利于睡眠，因为运动使我们的身体处于高度激活状态，需要花时间去复原。

5. 管理压力，放松心情

研究表明，在急 / 慢性应激的状态下入睡易导致整夜失眠，也会让我们的恢复性的睡眠减少，睡眠质量大打折扣。而很多失眠的患者有一个共同点就是带着烦恼上床。我们上床睡觉是为了放松休息从而迎接第二天的挑战，所以睡前很重要的一点就是让自己减少焦虑，保持放松。网络平台上有很多可以用来睡前放松的方法，如正念练习、渐进式肌肉放松训练、腹式呼吸等，如果我们习惯于睡前去计划第二天的事情，可以将第二天的计划列在清单放在桌子上，然后去睡觉，这样能避免带着事情上床。

6. 营造良好的睡眠环境

良好的睡眠环境应当是安静、黑暗及合适的温度。任何影响睡眠环境的因素都应该被避免，如可以更换为隔音玻璃阻挡外界的车流声等噪声；睡前应关闭明亮的灯，可保留小夜灯，或更换遮光效果好的窗帘；卧室的温度应该略低于被窝里的温度，有研究表明，厚重的毯子有利于提升睡眠质量。当然也有研究提示白噪声有助于睡眠。

7. 固定上床时间

固定的作息时间是最常见也是最重要的注意事项，因为固定的作息时间可以使内稳态系统和昼夜节律系统一起工作，从而使睡眠和觉醒达到稳定的状态，所以固定上床以及起床时间是我们保证良好睡眠的重要基础。

（张安琪）

晚上不吃饭会影响睡眠吗

现在有很多人采取各种限制饮食的方式来保持身材，其中不吃晚饭或者“过午不食”的方式越来越受到欢迎，可是也有不少人出现“饿得睡不着”的情况。那么，晚餐没有热量摄入对人的睡眠有什么影响呢？

人在饥饿时，大脑会忽略睡眠需求；而在肚子很饱时，睡意则更容易袭来。这是因为进食后，血液会涌入消化系统，从而降低大脑工作效率，让人容易疲惫、想要休息；而饥饿时胃部的不适感更容易让人保持清醒。

与人类食欲与饥饿感密切相关的激素有瘦素和胃饥饿素，瘦素是一种产生饱腹感的激素，可抑制食欲、控制体重和脂肪分布。瘦素水平在清晨最低，白天逐渐增加，且与进食紧密相关，如果晚上没有吃饭，就可能会降低夜间瘦素水平。胃饥饿素是具有促进食欲作用的肽类。胃饥饿素的水平在白天进食前增多，进食后减少，夜间呈先升高、后降低的趋势。若不进食晚饭，就可以导致胃饥饿素分泌过多，食欲亢进，强烈的胃部不适感会降低睡眠质量而且会影响第二天白天的进食。而睡眠时间过短也与瘦素减少、胃饥饿素增加有关。其影响特点是促使机体对高热量食物的食欲增加，而对蔬菜、水果和高蛋白食物的食欲无影响。其结果是，睡眠时间过短造成的食欲改变会进一步影响体重；导致白天困倦，使体育活动和能量消耗进一步减少；而为对抗白天困倦，会主动增加热量摄入，从而形成一个恶性循环。

所以，为了更好地控制体重，也应该保证晚上的热量摄入，稳定夜间睡眠，才能在第二天获得更平稳的食欲。那晚饭怎么吃才更有益于睡眠呢？首先晚饭和睡眠至少间隔4小时。从睡眠角度讲，晚饭首先考虑有利于消化的食物，不能吃太多。否则，食物停留在胃肠道，内脏器官不停地工作，交感神经异常活跃，就无法顺利入眠，睡眠质量也会下降。此外，大米饭、面包等含有精制碳水化合物的食物，会使睡眠变浅，晚餐可以适当控制。色氨酸有一定的助眠作用，但须从饮食中摄取，如鱼类、肝脏、牛奶、小米，以及豆腐、纳豆、酱油等大豆制品，均富含色氨酸。另外，B族维生素能有效发挥色氨酸的功效，红薯、鸡蛋、香蕉等都含量丰富，晚餐适当摄取有助于睡眠。

（李祥雪）

噪声也能助眠吗

苦恼于睡眠的朋友们或许听说过一种叫“白噪声”助眠的方法。那么，什么是白噪声？究竟能不能助眠？这种办法科学吗？

什么是白噪声

白噪声是指人耳所能听到的所有频率的噪声的混合，人耳听到一般为“嘶嘶”声，像是正在调频的收音机的声音。研究发现，听白噪声能改善新生儿的睡眠质量，并且整夜播放白噪声能让成年人更快地入睡，白噪声也增加平时住在高噪声区的住户睡眠的总时长。

常用于助眠的白噪声都有哪些类型

常用于助眠的白噪声可以包括自然环境音，如海浪声、雨声、风声等。除此之外，还有粉红噪声和棕色噪声，粉红噪声的频率会更低一些，类似于稳定的下雨声或风声。有研究表明，粉红噪声助眠可以改善第二天的记忆力；棕色噪声与粉红噪声相比有更低的频率，听起来更“粗糙”，类似河流或大风的咆哮声，研究表明，棕色噪声可能有助于减轻耳鸣症状和改善认知功能，但对于睡眠的改善尚不清楚。

白噪声为什么能助眠

（1）我们平时被吵醒的声音大多是会变化的声音，如狗叫声或突然的关门声等，而白噪声可以帮我们屏蔽掉其他噪声，让我们不容易再对其他声音做出反应。

（2）建立“仪式感”，睡前一些仪式化的行为会有助于睡眠，睡前除了听白噪声以外，还可以听轻音乐、写日记等，形成习惯后，这些习惯会向身体发出信号，表明是时候准备睡觉了，并帮助我们的大脑放松下来。

（3）白噪声的均匀频率和能量分布有助于调整大脑的电波节律，减少思维的波动，进而提高睡眠质量。

使用白噪声助眠有哪些注意事项

（1）音量适度：白噪声虽然可以助眠，但如果声音太大，也会影响听力。因为听觉系统与大脑一样，都需要“关机时间”来清除积累的代谢废物，此外白噪声可能会屏蔽掉环境中一些重要的信息，如婴儿的啼哭声或者闹铃声，因此需要评估自己是否适合使用白噪声。

（2）产生耐受：长期使用相同频率和音量的白噪声可能会让你的大脑对其产生耐受，会导致在没有声音的情况下入睡变得更加困难。为了避免这种情况发生，我们可以定期更换白噪声的种类和频率，并且相信它只是助眠的一种方法，不要在心理上过分依赖它。

（3）可能产生不良反应：白噪声可能会对健康造成额外的影响。有研究显示，白噪声的长期暴露可能导致中枢听觉系统和大脑的功能及结构的完整性发生改变。也有一些人听白噪声入眠后会有其他不舒服的体验，如果有，我们完全可以换用其他适合的助眠方式。

（4）只是辅助手段：白噪声助眠只是一种辅助睡眠的方式，且其助眠疗效尚未达到完全一致，获得健康睡眠最主要的方式还是结合健康的睡眠习惯，如规律运动，固定的上床和起床时间，避免在睡前饮酒、抽烟，等等。

总结

总而言之，白噪声是一种常用的助眠工具，能够屏蔽环境噪声、促进放松、提高睡眠质量。然而，使用白噪声还需要注意结合个人喜好、控制音量，避免产生过度依赖等问题。在使用这些助眠工具的同时不要忘记遵循健康的睡眠卫生习惯才是王道！

（张安琪）

如何布置卧室能促进睡眠

轻松舒适的环境对于一夜安眠非常重要。研究表明，针对光线和噪声水平、温度、舒适度对卧室进行优化，人们会睡得更好。

为了布置一个助眠的卧室，您应该考虑以下因素：

温度

不同的人可能对温度有不同的感觉，同一环境，有人会觉得很热，有人觉得有点凉。不论体感如何，健康的成年人都会在睡觉时经历体温下降。这在睡眠周期的初始阶段自然发生，因为较低的核心温度使您感到困倦，而较高的温度可以帮助您在白天保持清醒。

不论盖什么类型的被子，通常认为卧室的理想睡眠温度是18.3 摄氏度。这个温度可能听起来有点低，但较低的卧室温度有助于在睡眠时保持较低的核心温度。也就是说，虽然 18.3 摄氏度不是每个人的最佳温度，但 15.6 ～ 22.0 摄氏度的范围适合大多数成年人的睡眠。如果您觉得这样的卧室温度有点冷，可以尝试盖厚一点的被子。如果您觉得温度太高或当天气特别炎热潮湿时，请考虑选择较轻薄的床上用品，以保持在床上的凉爽。

噪声

我们通常有这样的体验，高音量的噪声干扰会导致睡眠碎片化和中断，进而对身心健康产生负面影响。研究还表明，低音量的噪声也会使人进入较浅的睡眠阶段或瞬间醒来。

为了保持安静的卧室环境，可以用以下方式来屏蔽外界噪声：风扇的转动声或舒缓的白噪声可以有效地掩盖其他声音并帮助入睡。有些人还喜欢在睡觉时听音乐，舒缓的音乐可以减轻焦虑和身体疼痛。此外也可以尝试使用隔音窗帘。

光

我们的睡眠–觉醒周期受到昼夜节律的引导，后者在很大程度上受到自然光和黑暗的影响。白天，感官会感知阳光并向大脑发出信号产生皮质醇，皮质醇是一种帮助我们保持警觉和精力充沛的激素。在夜幕降临的时候，大脑会产生另一种激素——褪黑激素，进而产生困倦和放松的感觉。

晚上接触人造光会延迟昼夜节律，延后困意产生的时间或增加入睡所需的时间。光强度以勒克斯为单位测量。研究发现，在当天晚些时候暴露在 10 勒克斯或更高强度的光源下会导致夜间觉醒增多和慢波睡眠减少，作为睡眠周期的一部分，慢波睡眠对细胞修复和身体恢复至关重要。智能手机、电视和其他带屏幕的设备还会产生不利于睡眠的人造蓝光，即使使用较暗的“夜间模式”也是如此。因此，尽可能避免或减少在卧室使用屏幕设备可以帮助睡眠。如果睡前在床上阅读，可以将卧室的光线尽可能调低，这样有助于入睡。

床垫和床上用品

根据个人情况选择床上用品。选择合适的枕头需要考虑的主要因素包括硬度、蓬松度（厚度）和耐用性。床单的选择可依据手感以及晚上睡觉的体感。有研究发现，与旧床垫相比，较新的床垫将有助于改善睡眠质量并减轻背痛。然而，最适合的床垫依然取决于个人因素，如体重、睡眠姿势以及床垫软硬度。

整洁卫生的卧室对于良好的睡眠也很重要。定期清理地毯和清洗床上用品可以减少引发过敏的尘螨和小节肢动物的存在。美国国家睡眠基金会的卧室调查发现，大多数人在床单散发着清新的香味时更愿意上床睡觉。

改善卧室环境的其他技巧

睡前整理床铺：卧室民意调查还发现，大多数人每周整理床铺数次，整洁的床铺可以帮助更快入睡和获得好眠。

舒缓的香味：某些香味可以帮助我们感觉更放松。例如，有研究发现薰衣草精油可以改善睡眠质量，让我们醒来时更精神焕发。其他香料，如薄荷和天芥菜碱，也可能有助眠作用。如果与伴侣一起睡，他们独特的气味也可以帮助您睡得更好。

（孙琦清）

参考文献

[1] Dresler M, Spoormaker VI, Beitinger P, et al. Neuroscience-driven discovery and development of sleep therapeutics [J]. Pharmacol Ther. 2014, 141(3): 300-334.

[2] Frank MG, Heller HC. The Function(s) of Sleep [J]. Handb Exp Pharmacol. 2019,(253): 3-34.

[3] Cousins JN, Fernández G. The impact of sleep deprivation on declarative memory [J]. Prog Brain Res. 2019, (246): 27-53.

[4] Nir Y, Tononi G. Dreaming and the brain: from phenomenology to neurophysiology [J]. Trends Cogn Sci. 2010, 14(2): 88-100.

[5] 陈瑞芳 . 梦的发生原因探析 [J]. 法制与社会：旬刊 , 2009.

[6] 杜瑞霞 . 梦的研究进展 [J]. 语文学刊 , 2013(6).

[7] Patke A, Young MW, Axelrod S. Molecular mechanisms and physiological importance of circadian rhythms [J]. Nat Rev Mol Cell Biol. 2020, 21(2): 67-84.

[8] Van Cauter E, Spiegel K, Tasali E, et al. Metabolic consequences of sleep and sleep loss [J]. Sleep Med. 2008, 9 Suppl 1(01): S23-S28.

[9] Porter VR, Buxton WG, Avidan AY. Sleep, Cognition and Dementia [J]. Curr Psychiatry Rep. 2015, 17(12): 97.

[10] Freeman D, Sheaves B, Waite F, et al. Sleep disturbance and psychiatric disorders [J]. Lancet Psychiatry. 2020, 7(7): 628–637.

[11] LeGates TA, Fernandez DC, Hattar S. Light as a central modulator of circadian rhythms, sleep and affect [J]. Nat Rev Neurosci. 2014, 15(7): 443–454.

[12] Friborg O, Bjorvatn B, Amponsah B, et al. Associations between seasonal variations in day length (photoperiod), sleep timing, sleep quality and mood: a comparison between Ghana (5°) and Norway (69°) [J]. J Sleep Res. 2012, 21(2): 176–184.

[13] Peever J, Fuller PM. The Biology of REM Sleep [J]. Curr Biol. 2017, 27(22): R1237–R1248.

[14] Skeldon AC, Derks G, Dijk DJ. Modelling changes in sleep timing and duration across the lifespan: Changes in circadian rhythmicity or sleep homeostasis? [J]. Sleep Med Rev. 2016 (28): 96–107.

[15] Vallat R, T ü rker B, Nicolas A, Ruby P. High Dream Recall Frequency is Associated with Increased Creativity and Default Mode Network Connectivity [J]. Nat Sci Sleep. 2022 (14): 265–275.

[16] 朱建军 . 释梦 [M]. 北京：中国人民大学出版社，2016.

[17] Bramich S, King A, Kuruvilla M, et al. Isolated REM sleep behaviour disorder: current diagnostic procedures and emerging new technologies [J]. J Neurol. 2022, 269(9): 4684–4695.

[18] Vetrugno R, Montagna P. Sleep-to-wake transition movement disorders [J]. Sleep Med. 2011, 12 Suppl 2: S11-S16.

[19] Cuellar NG, Whisenant D, Stanton MP. Hypnic Jerks: A Scoping Literature Review [J]. Sleep Med Clin. 2015, 10(3): 393-xvi.

[20] Tamaki M, Bang JW, Watanabe T, et al. Night Watch in One Brain Hemisphere during Sleep Associated with the First-Night Effect in Humans [J]. Curr Biol. 2016, 26(9): 1190-1194.

[21] Stefani A, Högl B. Nightmare Disorder and Isolated Sleep Paralysis [J]. Neurotherapeutics. 2021, 18(1): 100-106.

[22] Miller DJ, Sargent C, Roach GD. A Validation of Six Wearable Devices for Estimating Sleep, Heart Rate and Heart Rate Variability in Healthy Adults [J]. Sensors (Basel). 2022, 22(16): 6317.

[23] Stuck BA, Hofauer B. The Diagnosis and Treatment of Snoring in Adults [J]. Dtsch Arztebl Int. 2019, 116(48): 817-824.

[24] Mamoune S, Mener E, Chapron A, et al. Hypnotherapy and insomnia: A narrative review of the literature [J]. Complement Ther Med. 2022, 65: 102805.

[25] Lubov JE, Cvammen W, Kemp MG. The Impact of the Circadian Clock on Skin Physiology and Cancer Development [J]. Int J Mol Sci. 2021, 22(11): 6112.

[26] Rundo JV. Obstructive sleep apnea basics [J]. Cleve Clin J Med. 2019, 86(9 Suppl 1): 2-9.

[27] Wilckens KA, Ferrarelli F, Walker MP, et al. Slow-Wave Activity

Enhancement to Improve Cognition [J]. Trends Neurosci. 2018, 41(7): 470–482.

[28] Meyer N, Harvey AG, Lockley SW, et al. Circadian rhythms and disorders of the timing of sleep [J]. Lancet. 2022, 400(10357): 1061–1078.

[29] Mindell JA, Meltzer LJ. Behavioural sleep disorders in children and adolescents [J]. Ann Acad Med Singap. 2008, 37(8): 722–728.

[30] 陆林 . 中国失眠障碍综合防治指南 [M]. 北京：人民卫生出版社, 2019.

[31] Li S, Li Z, Wu Q, et al. Effect of exercise intervention on primary insomnia: a meta–analysis. J Sports Med Phys Fitness [J]. 2021, 61(6): 857–866.

[32] Takaesu Y, Utsumi T, Okajima I, et al. Psychosocial intervention for discontinuing benzodiazepine hypnotics in patients with chronic insomnia: A systematic review and meta–analysis [J]. Sleep Med Rev. 2019 (48): 101214.

[33] Ballesio A, Bacaro V, Vacca M, et al. Does cognitive behaviour therapy for insomnia reduce repetitive negative thinking and sleep–related worry beliefs? A systematic review and meta–analysis [J]. Sleep Med Rev. 2021 (55): 101378.

[34] Jansson–Fröjmark M, Alfonsson S, Bohman B, et al. Paradoxical intention for insomnia: A systematic review and meta–analysis [J]. J Sleep Res. 2022, 31(2): e13464.

[35] Hasler BP, Pedersen SL. Sleep and circadian risk factors for alcohol problems: a brief overview and proposed mechanisms [J]. Curr Opin Psychol. 2020 (34): 57–62.

[36] Sejbuk M, Mirończuk–Chodakowska I, Witkowska AM. Sleep Quality: A Narrative Review on Nutrition, Stimulants, and Physical Activity as Important Factors [J]. Nutrients. 2022, 14(9): 1912.

[37] Xie Z, Chen F, Li WA, et al. A review of sleep disorders and melatonin [J]. Neurol Res. 2017, 39(6): 559–565.

[38] Claustrat B, Leston J. Melatonin: Physiological effects in humans [J]. Neurochirurgie. 2015, 61(2–3): 77–84.

[39] Sutton EL. Insomnia [J]. Ann Intern Med. 2021, 174(3): ITC33–ITC48.

[40] Riedy SM, Smith MG, Rocha S, et al. Noise as a sleep aid: A systematic review [J]. Sleep Med Rev. 2021, 55: 101385.

[41] 陆林 . 沈渔邨精神病学 [M]. 6 版 . 北京：人民卫生出版社，2017.

[42] Liew SC, Aung T. Sleep deprivation and its association with diseases– a review [J]. Sleep Med. 2021, 77: 192–204.

[43] Grande I, Berk M, Birmaher B, et al. Bipolar disorder [J]. Lancet. 2016, 387(10027): 1561–1572.

[44] Facco FL, Chan M, Patel SR. Common Sleep Disorders in Pregnancy [J]. Obstet Gynecol. 2022, 140(2): 321–339.

[45] Cox RC, Olatunji BO. Sleep in a pandemic: Implications of

COVID-19 for sleep through the lens of the 3P model of insomnia [J]. Am Psychol. 2021, 76(7): 1159-1171.

[46] Bassetti CLA, Kallweit U, Vignatelli L, et al. European guideline and expert statements on the management of narcolepsy in adults and children [J]. Eur J Neurol. 2021, 28(9): 2815-2830.

[47] Mahoney CE, Cogswell A, Koralnik IJ, et al. The neurobiological basis of narcolepsy [J]. Nat Rev Neurosci. 2019, 20(2): 83-93.

[48] Pérez-Carbonell L, Mignot E, Leschziner G, et al. Understanding and approaching excessive daytime sleepiness [J]. Lancet. 2022, 400(10357): 1033-1046.

[49] Trotti LM. Waking up is the hardest thing I do all day: Sleep inertia and sleep drunkenness [J]. Sleep Med Rev. 2017, 35: 76-84.

[50] Lammers GJ, Bassetti CLA, Dolenc-Groselj L, et al. Diagnosis of central disorders of hypersomnolence: A reappraisal by European experts [J]. Sleep Med Rev. 2020, 52: 101306.

[51] Proulx-Tremblay V, Allary A, Payette MC, et al. Social support and sleep quality in older benzodiazepine users [J]. Aging Ment Health. 2020, 24(9): 1437-1443.

[52] Lam C, Chung MH. Dose-response effects of light therapy on sleepiness and circadian phase shift in shift workers: a meta-analysis and moderator analysis [J]. Sci Rep. 2021, 11(1): 11976.

[53] Edú-Valsania S, Laguía A, Moriano JA. Burnout: A Review of Theory and Measurement [J]. Int J Environ Res Public Health.

2022, 19(3): 1780.

[54] Kroese FM, De Ridder DT, Evers C, et al. Bedtime procrastination: introducing a new area of procrastination [J]. Front Psychol. 2014 (5): 611.

[55] Kamphorst BA, Nauts S, De Ridder DTD, et al. Too Depleted to Turn In: The Relevance of End–of–the–Day Resource Depletion for Reducing Bedtime Procrastination [J]. Front Psychol. 2018 (9): 252.

[56] McKenna H, Wilkes M. Optimising sleep for night shifts [J]. BMJ. 2018 (360): j5637.

[57] Burns AC, Saxena R, Vetter C, et al. Time spent in outdoor light is associated with mood, sleep, and circadian rhythm–related outcomes: A cross–sectional and longitudinal study in over 400,000 UK Biobank participants [J]. J Affect Disord. 2021 (295): 347–352.

[58] Carpenter JS, Crouse JJ, Scott EM, et al. Circadian depression: A mood disorder phenotype [J]. Neurosci Biobehav Rev. 2021 (126): 79–101.

[59] Czeisler CA, Duffy JF, Shanahan TL, et al. Stability, precision, and near–24–hour period of the human circadian pacemaker [J]. Science. 1999, 284(5423): 2177–2181.

[60] Hirano A, Hsu PK, Zhang L, et al. DEC2 modulates orexin expression and regulates sleep [J]. Proc Natl Acad Sci U S A. 2018, 115(13): 3434–3439.

[61] Shi G, Xing L, Wu D, et al. A Rare Mutation of β1–Adrenergic

Receptor Affects Sleep/Wake Behaviors [J]. Neuron. 2019, 103(6): 1044–1055.e7.

[62] Edinger JD, Arnedt JT, Bertisch SM, et al. Behavioral and psychological treatments for chronic insomnia disorder in adults: an American Academy of Sleep Medicine clinical practice guideline [J]. J Clin Sleep Med. 2021, 17(2): 255–262.

[63] Montaruli A, Castelli L, Mulè A, et al. Biological Rhythm and Chronotype: New Perspectives in Health [J]. Biomolecules. 2021, 11(4): 487.

[64] Bauducco S, Richardson C, Gradisar M. Chronotype, circadian rhythms and mood [J]. Curr Opin Psychol. 2020 (34): 77–83.

[65] Wang N, Sun Y, Zhang H, et al. Long–term night shift work is associated with the risk of atrial fibrillation and coronary heart disease [J]. Eur Heart J. 2021, 42(40): 4180–4188.

[66] McKenna H, Wilkes M. Optimising sleep for night shifts [J]. BMJ. 2018, 360: j5637.

[67] Slanger TE, Gross JV, Pinger A, et al. Person–directed, non–pharmacological interventions for sleepiness at work and sleep disturbances caused by shift work [J]. Cochrane Database Syst Rev. 2016(8): CD010641.

[68] Kay–Stacey M, Attarian H. Advances in the management of chronic insomnia [J]. BMJ. 2016, 354: i2123.

[69] Myllymäki T, Kyröläinen H, Savolainen K, et al. Effects of vigorous

late-night exercise on sleep quality and cardiac autonomic activity [J]. J Sleep Res. 2011, 20(1 Pt 2): 146-153.

[70] Vincent GE, Sargent C, Roach GD, et al. Exercise before bed does not impact sleep inertia in young healthy males [J]. J Sleep Res. 2020, 29(3): e12903.

[71] Stutz J, Eiholzer R, Spengler CM. Effects of Evening Exercise on Sleep in Healthy Participants: A Systematic Review and Meta-Analysis [J]. Sports Med. 2019, 49(2): 269-287.

[72] Haapasalo V, de Vries H, Vandelanotte C, et al. Cross-sectional associations between multiple lifestyle behaviours and excellent well-being in Australian adults [J]. Prev Med. 2018 (116): 119-125.

[73] Clark JE. Diet, exercise or diet with exercise: comparing the effectiveness of treatment options for weight-loss and changes in fitness for adults (18-65 years old) who are overfat, or obese; systematic review and meta-analysis [J]. J Diabetes Metab Disord. 2015 (14): 31.

[74] Chung N, Bin YS, Cistulli PA. Does the Proximity of Meals to Bedtime Influence the Sleep of Young Adults? A Cross-Sectional Survey of University Students [J]. Int J Environ Res Public Health. 2020, 17(8): 2677. Published 2020 Apr 14.

[75] Liu Y, Jiang TT, Shi TY, et al. The effectiveness of diaphragmatic breathing relaxation training for improving sleep quality among

nursing staff during the COVID-19 outbreak: a before and after study［J］. Sleep Med. 2021 (78): 8–14.

［76］王凤华，石统昆. 做自己的心理压力调节师［M］. 杭州：浙江大学出版社，2017.

［77］Irish LA, Kline CE, Gunn HE, et al. The role of sleep hygiene in promoting public health: A review of empirical evidence［J］. Sleep Med Rev. 2015 (22): 23–36.

［78］St-Onge MP. Sleep-obesity relation: underlying mechanisms and consequences for treatment［J］. Obes Rev. 2017, 18 Suppl 1: 34–39.

［79］Riedy SM, Smith MG, Rocha S, et al. Noise as a sleep aid: A systematic review［J］. Sleep Med Rev. 2021 (55): 101385.

［80］Harding EC, Franks NP, Wisden W. The Temperature Dependence of Sleep［J］. Front Neurosci. 2019 (13): 336.

［81］Hume KI, Brink M, Basner M. Effects of environmental noise on sleep［J］. Noise Health. 2012, 14(61): 297–302.

［82］Blume C, Garbazza C, Spitschan M. Effects of light on human circadian rhythms, sleep and mood［J］. Somnologie (Berl). 2019, 23(3): 147–156.